コロナワクチン3回目打ちますか？

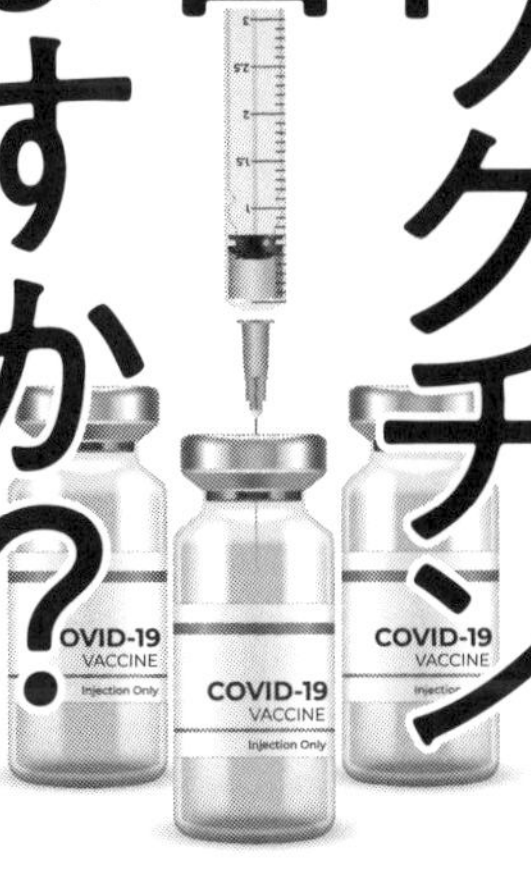

医者の私が接種しない理由《わけ》

志賀 貢
医学博士

GENTOSHA
幻冬舎

まえがき

新型コロナウイルスのパンデミック（世界的大流行）が、依然として猛威を振るっています。そのウイルスに対抗する頼みの綱である「ワクチン」の接種をもっと進めようと、世界中がピッチをあげて走り続けています。

しかし、厄介な問題がおきました。

2回のワクチン接種では、感染予防効果が半年しかもたないことが、次第に明らかになってきたからです。今、各国はこの対策に追われています。そして、「ブースター接種」と呼ばれる**追加補強のための3回目のワクチン接種**が、もはや避けられないという状況になってきています。

さて、皆さんは第3回目のワクチンを打つことができるでしょうか。

中には、「2回打ったばかりなのに、またあの副作用の多いワクチンを打たなければならないのか」と顔をしかめる人がいそうです。そして、我々にあの注射の苦痛を与える医者自身はどうなのか、と逆に質問されそうです。

それに対して私は、

「医者の私はワクチンは打ちたくない、いや、打てない」

としか言いようがありません。意気地がなくて打たないわけではありません。ワクチンに対して医学的にまた臨床的観点から、どうしても納得のできないことがあるからです。

それらの疑問を早く払拭したいと思いながら、日夜、目の前の医療に追われています。この私の迷いを一刻も早く解決するために、新しい信頼するに足る医学的エビデンス（根拠・証拠）を持ったデータを心待ちにしているのです。

米ジョンズ・ホプキンス大学の統計によると、9月9日の時点で**世界の感染者は２億２千万人を超え、死亡者数は４５９万６千人**に達しました。地球の人口は現在約78億人ですから、その約２・８％の人が感染していることになります。

おそらく感染はさらに拡大し、この先いったい何年間、我々はこのウイルスとの戦いを強いられるか見当もつきません。

今のところ、このウイルスとの戦いのために我々が持っている唯一の武器は「ワクチン」です。それ以外はこの天敵に立ち向かう特効薬を、人類はまだ入手していません。

もちろん、「ワクチン」というものの存在が、いかに大きな力を発揮して、地球規模の集団免疫を獲得し、クラスター（感染爆発）抑制に役立ってきたか、それは医者である私は百も承知しています。

またワクチンには、大きな二つの働きがあることも重々理解しています。その一つは、個人の生命と健康を守るため、もう一つはその**個人が生きている社会や国家の安全と存続に寄与する**ことです。

つまり、この日本の国で生きている我々は、国家によって生きる権利を守られる代償として、国家の繁栄を支えるために貢献する義務を負っていると言えるでしょう。そのことは、第二次世界大戦で国のため戦場に駆り出された経験を持つ世代に属する者であれば、十分に理解できるはずです。

しかし、そうしたワクチンの重要な役割の反面で、どうしても納得できない現実があります。それはワクチンが引き起こしている、影の部分ともいえる「副作用」についてです。

じつは、この約６か月の間に１０００人以上の人が、ワクチンの接種後に原因不明の死をとげているのです。識者の中には、これはワクチンを打たなくても自然の摂理に従って起きる現象であり、決して問題になる現象とは言えない、と述べている人もいます。

メディアの一部のテレビ・ラジオなどでは、ワクチン推進派の人々が、まるで戦場で兵士に攻撃命令を下しているかのように、打て打てと連呼して、ワクチン接種へと大衆を導こうとしています。そして、少数意見のワクチン接種慎重派の意見は押しつぶされようとしています。

しかし、これは危険な現象です。もう少し冷静にワクチンの効用と、その反面、**どんなワクチンでも消すことのできない副作用**について、論議を尽くすべきだと思います。

我々日本人は、第二次世界大戦に突入したころ、国民を戦争へと煽《あお》り立て、虚偽《きょぎ》の戦果を報道し続け、その結果３１０万人もの国民を死に追いやったことを忘れてはいけません。その報道の罪と罰を二度とくり返してはならないのです。

この世の中には、一つの事象に対して賛否両論があるのは当然のことであり、時間をかけて真理を見極めることこそ、民主主義の根幹をなすものだと信じます。

とくに医療は、国民の生命に関する重要な問題であり、左右いずれにも偏った意見に集約されることは、国民の不幸を招きかねません。

世界のある識者は、「ウイルスを学ぶ者は政治に口を挟むべきではない」という主旨のことを言っています。つまり、医学を学ぶ者は、医学的な見地から淡々と事実を国民に伝えるだけで、その役目は十分に果たされているのです。

その事実を正しく汲み取って、国民のために役立てていくのは為政者の仕事であり、ウイルス学者の仕事ではありません。多くの医者は、現在の**ワクチン接種数を増やしたいがため**の一部の学者や識者の煽り現象に、眉をひそめて不安を覚えています。

もう一度、話を戻しますが、医者の私は、決してワクチンを恐れているのではありません。

また、欧米の統計によるワクチンの死亡事故の比率の１００万回に16〜18件という数字が、いかにワクチンの安全性をものがたっているのかもよく知っています。たとえば、１００万回の接種で16件ということは10万回で１・６件、１万回で０・１６件、１０００回では０・０１６件で、限りなく０《ゼロ》に近づきます。

つまり、ワクチンは、コロナとの戦いにこれ以上の効果を求めることが難しい最強の武器なのかもしれません。それでも私は、ワクチンを自分の腕に打つことができないのです。

なぜなら、このたびのコロナワクチンは、その開発から安全性を確かめる**治験、さらには接種の実行までの時間があまりにも短かすぎる**からです。これではともすれば、人災の危険がしのび寄っている気配を感じてしまいます。

いったい医者の私が、ワクチンのどの部分に不安を感じているのか、本書をお読みいただいて、その一端を理解していただければ幸いです。

人生は一度しかありません。命もまた一つしかありません。煽りに後押しされて、群集心理の中に埋没するようなことだけは避けてください。本書が必ずや皆さんの命を守る一助になることを確信しています。

我々は手を携えて、この**ウイルスとの戦いに勝利**しようではありませんか。

この「まえがき」を書き終えたあと、9月17日、アメリカの3回目の追加接種についてＦＤＡ（米国食品医薬品局）が、高齢者を除き、16歳以上の全国民に一律に3回目のワクチンを打つことは推奨しない、と発表しました。根拠は、3回目の接種の必要性のデータが不完全であり、また若年者には不必要であるということにあるようです。

志賀　貢

コロナワクチン　3回目打ちますか?　医者の私が接種しない理由《わけ》

目次

1章

副反応と副作用はどこが違うの？

まぎらわしい言葉で命を縮めないために

2章

ワクチン接種後１０００人死亡の真相

突然死はなぜ起きたのか、その徹底究明を急げ

3章

新型ウイルスは心臓へも直接いく
ここに注意すれば、接種後の突然死やショックから免れる

4章

基礎疾患のある人は早く、持病のある人は慎重に接種する

健康不安のある人は、ワクチンを打つべきか控えるべきか

5章

働き盛りの女性に伝えたい 重い副作用を防ぐ知恵

現役女性だからこそ注意したい感染と接種の注意点

6章

3回目のワクチン接種、本当に必要ですか？

打つ・打たない　後悔しない決め方

装丁　石川直美（カメガイ デザイン オフィス）
カバー写真　Akane1988/shutterstock.com
DTP　美創
編集協力　アイ・ティ・コム

序章

刻々変わる
コロナ情報の
何を信じるか

WHOがブースター接種の
延期を要請

1

イスラエルで3回目接種に踏み切ったワクチンの現実

２０２１年8月24日付のニューヨークタイムスは、ワクチン接種に関してきわめて重大な記事を掲載しています。

それによると、**コロナワクチンの先進国**と言われるほど、いち早く全国民にワクチン接種を積極的に行ってきたイスラエルで、２回目の接種が終了したあと、６ヵ月もたたないうちにまた感染が再発し、死亡者が出たのです。政府は慌てて、３回目のワクチン接種を決め、すでに接種に踏み切りました。

原因は、２回打ったワクチンの感染予防効果が極端に低下、50％台に下がり、さらに39％まで減少してしまったからです。

イスラエルでは世界に先駆け、20年の12月からワクチン接種を開始しました。イスラエルの人口は約９３４万人ですが、21年の8月ごろには、そのうちの約67％のワクチン接種が完了し、それによってコロナ感染の重症化や死亡率が大きく減少し、コロナ対策のモデルケースとして世界の注目をあびたものです。

ところが、その7月ごろから再感染が起こりはじめ、その感染が全土に広がって、230人を超える死者が出てしまいました。

その原因について、イギリスをはじめ世界のシンクタンク（研究機関）は、ワクチンの効果が時間とともに薄れることに加えて、変異株が蔓延したため感染が再燃したのではないかと推測しています。

その抗体減少を補うために、今やブースター接種を行うことを計画している国が続出しています。ブースターとは電気系統の増幅をする昇圧器のことを言いますが、ここでは効果を高めるために追加接種することを指します。

現在ブースター接種を計画している国は、**イギリス・アメリカ・フランス・ドイツ・日本**で、さらに世界的に拡大する気配をみせています。

＊初回ワクチンの効果は約6か月

それにしても、2回打っているワクチンの効果が予想外に短いということに驚かされます。今まで我々は、インフルエンザをはじめ色々なワクチンを接種してきましたが、接種後、半年で追加接種するなどということは、経験したことがありません。シンクタンクの見解では、今度感染が収まらなければ、毎年インフルエンザワクチン以上に短い間隔で、コロナワクチンを継続して打たなければならないことも起こりうると指摘しています。

この情報は、決して歓迎すべきものではありません。なぜなら、ワクチンそのものの歴史が誕生してから浅いことと、ワクチンに関する臨床データ、いわゆる**治験がまだ十分に行われていない**ことが非常に気がかりだからです。

医療関係者の間では、そうした実績不足のために、ワクチンの色々な好ましくない反応、アナフィラキシーショックなどが起こっているのではないかと顔を曇らせるひともいます。

また、不安なのはコロナウイルスの変異株の多いことです。パンデミック（大流行）では、α《アルファ》型（イギリス）、β《ベータ》型（南アフリカ）、γ《ガンマ》型（ブラジル）、δ《デルタ》型（インド）などが猛威を振るってきましたが、その後さらに、次々と変異株が出現し、λ《ラムダ》型

（ペルー）、ハイブリッド型（ベトナム）などが加わって、9月上旬現在、ＷＨＯ（世界保健機構）が注意すべき変異株として警戒しているμ《ミュー》型（コロンビア）を加えると、12種類まで数えることができます。

このように、コロナウイルスは**次々と姿を変え、人類に襲い掛かってきています**が、今唯一人類が頼りにしているワクチンの効能が、さらに強化されることを祈りたい気持ちです。

2

厚労省がついに認定したコロナワクチンの健康被害

日本でも3回目のワクチン接種が話題になりはじめたころ、ＮＨＫラジオは21年8月20日の深夜、「厚労省は19日、ワクチン接種後29人のアナフィラキシーなどの重篤な副反応を認め、治療に当たっては公的資金の適用を認めた」旨のニュースを流しました。

それが私の聞いた第一報で、その後、ネットやほかの報道でも、次々とその内容は詳しく伝えられました。

厚労省には、41名の接種者から補償を求める申請書が提出され、同省・審議会で審査した結果、29名がアナフィラキシーなどの重篤な副反応に該当することを認めたというのです。残りの12名は引き続き検討中だということです。

副反応確認後の治療、療養に当たっては、**予防接種法の規定に従って補償される**ようです。これは、2月17日にワクチン接種が始まってから初めての予防接種法適用症例だということですが、その後、9月13日には新たに37人の認定を発表し、合計66人の健康被害を認めた結果になっています。

＊ワクチン接種後の死亡例、1155件の解明に期待する

イギリスやアメリカでは、ワクチン接種についての死亡例が詳細に報告されてきました。日本でも厚労省の9月3日の集計では、ワクチン接種後の死亡例が、1155名、報告されています。

しかし、これらの死亡例のなかで、この約6か月の間に1人もワクチンと因果関係

のある死亡例はないとされています。

この度、ワクチンの副作用としてもっとも恐れられているアナフィラキシーや、アナフィラキシーショックの症例が66人も出たことで、ワクチンの副作用についての解明が欧米並みに進むのではないかと期待されます。

ワクチンには、光と影の部分があり、尊い命を病魔から守るというすばらしい効能がある一方で、**命を脅かす副作用があることも事実**です。

この諸刃の剣としてのワクチンの特性を熟知した上で、打つか打たないかの決断を下すことになります。

国が、ワクチンにアナフィラキシーショックの可能性があると認めたことで、ワクチンの真実の姿を見せられた思いがして、今まで以上にワクチンの信頼性が高まることが予想されます。

3

医療制度そのものが、今や風前の灯の危機

8月19日、日本全国の新型コロナウイルス感染者数は、2万5千人に急増しました。多くの研究者は、これほどの感染者が出るとは予想もしていなかったようです。なぜならば、ほんの2か月前の6月20日の1千500人余と比べると、何と16・6倍の感染者数だからです。

この2万5千という数値は、日本の医療体制にとっては赤信号どころか、医療制度の崩壊を暗示するほどのとんでもない数値なのです。

日本全国の**医療機関のベッド数は156万床余**あります。これは世界各国と比較しても決して少ない数ではありません。今までは、このベッド数で国民の生命が守られてきました。

しかし、コロナウイルス感染の患者数がこれだけ増加すると、ベッド数が足りなくなることは目に見えています。

たとえば、1日2万5千人の感染者が出ると、1か月で75万人に膨れ上がります。2か月では１５０万人に達します。つまり、**2か月も経たないうちに、入院が必要な患者を収容できなくなる**のです。

しかも、すべてのベッドをコロナ感染患者の治療にあてるわけにはいきません。脳卒中や心筋梗塞、その他の救命救急患者のためにも、枠を取っておかなければなりません。ですから、とてもやりくりはできなくなります。

＊イギリスでは4千ベッドの野戦病院をただちに増設

こうしたベッド数の不足は日本だけではありません。世界の多くの国が、患者を収容するために四苦八苦しているのが現状です。その一部である欧米諸国の対応の実例を見てみると、日本とはかなり大きな違いがあるようです。規模もスピードも〝戦時〟なみです。

イギリスでは、わが国以上に多くの感染者を出し、医療は大混乱に陥りました。しかし、イギリス政府は少しも慌てることなく、活用できる公共施設を次々と病院に仕立て、コロナ感染者を収容する手配をしました。

たとえば、エクセル展覧会センターを５００人収容の仮設病院にしたのを皮切りに、ナイチンゲール病院と名付けた仮設病院をイギリスの６都市に開設、合わせて４０００ベッドを確保しました。

そのスタッフとしては、４５００人の離職していた医師と看護師を充当し、さらにその後、医学生や看護学生も動員して急場をしのぎました。

アメリカでは海軍所有の病院船を転用、３週間で９万床のベッドを調達しました。医療従事者や医療器具の手配には、ニューヨーク知事が積極的に応援しました。

その迅速な対応には、目を見張るものがあります。

④ 病院に入れない自宅療養は「死の待合室」

8月19日現在、コロナウイルスに感染して入院できるベッドが空くまで、**自宅療養を余儀なくされている人**が、首都圏の一都三県で6万人近くいます。しかし、コロナ感染者の容体の進行は全く予測できないので、悪化する度に油断ができない状況になることも珍しくありません。

感染して数日経たないうちに、熱が39度以上に上昇し、咳嗽《がいそう》や喀痰《かくたん》、あるいは激しい倦怠感のため寝たきり状態になることもあります。慌てて病院に運ばれたときには肺炎が両肺に広がり、極めて危険な状態に陥っていることも少なくないのです。

＊在宅診療や酸素ステーションには限界がある

コロナ感染では、ＰＣＲ検査で陽性とわかったその日から医療機関に入院し、治療を受けることが絶対に必要です。

入院の当てがなく、自宅に留まっていることは、死が秒読みに入っていると思わなければなりません。

医師と看護師が待機していて、酸素吸入や補液が可能で、しかも重症化したら直ちに、**ネーザルハイフロー（高流量の酸素を鼻腔から送る装置）やエクモ（体外式膜型人工肺）の装着が可能な施設**に入ることが、命を守るためには必要です。

コロナ治療では、急場しのぎの在宅診療や呼吸困難のための酸素ステーション、あるいはホテルなどへの隔離も、入院治療にはとうてい及ばないのです。この対策のためには個人では限界があります。

国民の命を守るためには国が自ら立ち上がり、入院設備を十分確保することが絶対に欠かせない条件です。

5

感染力の強い変異ウイルス・クラスターの恐怖

８月に入ってから、再びクラスター（感染爆発）のニュースが報じられるようになってきました。増えている原因の１つに、コロナの変異株（デルタ株）の急激な感染拡大があると考えられています。９月13日のＮＨＫニュースでは、デルタ株は従来型の４倍から64倍のウイルス量の可能性が報じられました。

今では首都圏の場合、コロナウイルスの90％近くがすでに、この**強烈な感染力を持つデルタ株**に置き換わっています。

病院、介護施設、保育園などで毎日のようにクラスターが発生していて、１年以上前の感染状態に逆戻りするのではないかと不安を覚えるほどです。

８月に入ってからの沖縄県うるま記念病院の入院患者69名の死亡ニュースは、医療関係者に大きなショックを与えました。病院の総ベッド数は２７０床で、従業員は約１００名というかなり大きな施設です。

従業員は、コロナワクチンを2回接種していたようですが、その中の26名が感染、その感染は病院全体に広がりました。入院患者１７３人、職員26人、合わせて１９９人が感染し、入院患者の69人が亡くなりました。

デルタ株の感染力と殺生力がいかに激しいかということをまざまざと見せつけられる思いで、医療に携わっている者として背筋が寒くなります。

＊置き去りにされる入院患者のワクチン接種

この病院では、入院患者のうち、**ワクチンの接種を受けた人は20%足らず**で、８割の入院患者は受けていなかったといいます。それが、入院病棟のクラスターの大きな原因になっていることは間違いありません。

ではなぜ、医療従事者の大半がワクチンを打っているのに、入院患者は打っていなかったのでしょうか。不思議に思われる方がいるかもしれませんが、これが現実なのです。

老健（介護老人保健施設）などの介護施設や有料老人ホームでは、従業員と入居者の多くがワクチン接種を受けているようですが、病院や有床診療所に入院している患者さんへのワクチン接種は進んでいません。

病院などでは、**重症患者と回復期の患者が渾然一体**となって入院していますから、たしかにワクチン接種を行うかどうかの判断・選択は難しいのです。しかし、現実にクラスターが発生しています。ここは何としても、入院患者のワクチン接種を急がなければなりません。

行政に問い合わせると、市区町村がその窓口だとして相談には乗ってもらえません。しかし、医療機関のクラスターを抑制するためには、やはり国の強力なバックアップが必要です。医療関係者は、国の支援を切望しています。

6

打ちたくても打てないワクチン難民が急増

新型コロナウイルスを抑えこむためには、地球規模の集団免疫がぜひとも必要です。ＷＨＯの見解では、**約78億人の世界人口のうち、90～95％以上の人が免疫を獲得しなければならない**といいます。

わが国でも、国が一丸となってワクチン接種を進めていますが、接種人口は現在のところ、50％にも満たない状況です。ですから、かなり時間がかかりそうです。

こうした状況の中で、ワクチン難民が発生するという深刻な事態が起きています。

たとえば、東京都内で歯科医院を開業しているＧさんは、夫婦で１回目のワクチン接種を受けました。そして、３週間後のワクチン接種を申し込んでいましたが、連絡がなく、区役所に問い合わせても反応がありません。

ワクチンは、米国ファイザー社製でしたから、６週間の余裕があります。いずれ接種の予定を組んで通知が来ると楽観していたのですが、期限が迫ってもなしのつぶてでした。

Ｇさんはさすがに焦りを覚えました。歯科医の診療は患者と至近距離で接することが多いので、ワクチンは絶対に打つ必要があると思っていたからです。しかし、１回目の接種を終えてから、７週目も８週目も連絡はありませんでした。

とうとう夫婦のワクチン接種は無駄になってしまいました。２人は今も、感染に怯えながら患者の治療に専念しています。

7

ＰＣＲ検査は全国の医療機関で受けられるようにする

コロナ感染を見極めるためには、ＰＣＲ検査を外しては考えられません。

ＰＣＲとは、Polymerase Chain Reaction の略で、訳すと「ポリメラーゼ連鎖反応」といいます。これは、生物の遺伝子情報を持つＤＮＡを増幅することで、コロナの感染の有無を確認する方法です。

現在この検査を受けるには、**公的機関の発熱外来に行く必要**があります。そうしなければ、患者さんは原則として検査を受けることができません。

しかも、読者にも経験のある人がいるかもしれませんが、この発熱外来に予約して検査を受けるにはかなりの手間暇がかかります。

まず、予約をしようとしても、電話が極めてかかりにくく、問い合わせが容易ではありません。

さらに、コロナに感染しているのではないかという不安を覚えて検査しようとしても、「37・5度以上の熱がありますか」と聞かれて、うっかり熱が下がったなどと言おうものなら検査を受けることができません。

私のところでも、何人もの患者さんが、この受け答えに失敗し、PCR検査を受けられなかったと訴えてきています。

＊すべてのPCR検査を保険適用にしてほしい

そこで、公的機関がダメなら民間の機関を利用しようと考える人もいると思いますが、そこでは、**1回の検査料が1万数千円もかかる**のです。保険を使えず、自費扱いになるからです。患者の負担は相当大きくなります。

これでは、ＰＣＲ検査を外国のように普及させることはできないと思われます。そろそろ、全国の公的、民間いずれの医療機関でも、ＰＣＲ検査を手軽に受けられるようにすべきではないでしょうか。

そうすれば、もっと早く、コロナ感染を発見することができて、コロナのまん延を封じ込めることができるはずです。

ＰＣＲ検査の効用はそれだけではありません。全国の医療機関の院内感染やクラスターを防ぐためにも大いに役立ちます。

今、患者の入院や転院に際しては、どこの医療機関でもＰＣＲ検査は欠かせない検査の１つになっています。検査を受けない患者はお断りと言うところも増えています。

不思議なことに、**国保の人や後期高齢者は保険が使えない**のに、生活保護の方々は保険で検査をすることができます。

こうした制度の矛盾を早く是正することが、コロナ感染を抑えこむためにぜひ必要だと考えられます。

8

開業医も素手ではコロナウイルスと闘えない

日本全国の**医療機関のうち、約80％は民間の施設**です。通常、開業医という言葉で親しまれていますが、その多くの民間の施設が、地域の医療を担っています。それが世界に類を見ないわが国の特色でもあります。

市区町村の地域で開業している医師と住民の間には、かかりつけ医という、信頼と安心感が根付き、安定した医療サービスが提供されています。

地域の医者は、一般患者の診療だけではなく、校医や産業医としても、子どもたちや企業従業員の健康増進にも参画し、またインフルエンザなどの感染症が流行しはじめると、その予防のために駆り出されることが少なくありません。

しかし、このたびのコロナ感染では、街なかの医療機関はほとんど力を発揮することができません。その原因はなにか。一つだけぜひ述べておきたいのです。

それは、開業医のほとんどがコロナに対しては、素手で立ち向かうしか方法がないからなのです。この強力な悪玉の天敵に対して、武器を持たずに立ち向かうことなど、できるはずがありません。第一、医者自身の命を守ることができなくなります。

ズバリ打ち明けますが、**コロナの予防薬も治療薬もゼロに近い状態**で、開業医の診療室にはコロナと闘う武器は何もありません。

それでも患者は、助けてほしい、と押しかけ、医師やスタッフは自分の命を守ることさえままならない状態で、診療に明け暮れています。

＊せめて、イベルメクチンと中和抗体カクテルを使いたい

コロナ治療薬として世界的に期待されている薬もあります。わが国の大村智博士が発見し、ノーベル賞に輝いた「イベルメクチン」ですが、これは現在、一般医療機関ではまったく入手できません。

コロナ以前にもすでに、皮膚病の疥癬《かいせん》の薬としてよく使われていたものですが、コロナウイルス感染に効くのではないか、という噂が広がると、たちまち市場から姿を消してしまいました。

薬問屋に問い合わせると、出荷調整とか品切れとかの答えが返ってきます。

欧米のデータなどを見ると、感染の予防や治療に、かなりの好成績を上げている、という報告もあります。

これだけ、**ワクチンの血栓症やアナフィラキシーなどの不安**が、世界的に広がってくると、何とかして、まろやかな副作用で収まることの多い経口剤の薬を使ってみたい、と医師も患者も思うものです。その点、イベルメクチンは、長時間投与しても大きな副作用が見られない抗生物質です。

もちろん、イベルメクチンに限りません。

もう一材、開業医にぜひ自由に使わせてほしい薬があります。それはごく最近認可された中和抗体カクテルです。この薬はコロナ感染初期、とくに1週間以内に使用すると、感染が重症化しないとされています。かの前アメリカ大統領トランプ氏が投与を受け、たちまち回復したことで有名になりました。

このように、世界中で使われている有望な薬を、もっともっと街なかの医療機関に使用許可、認可してもらえれば、医師たちもコロナと闘う武器を手にできて、感染の拡大を抑制する一助にできるのではないかと、その日が早く来ることを切望しています。

9

先進国だけ3回目のワクチン接種に進む是非

序章の初めにお知らせした通り、イギリス、ドイツ、アメリカをはじめ、多くの国々では、第3回目のワクチン接種を計画し、すでに接種を開始したところもあります。これを、ブースター接種と呼び、**ワクチンの効果を維持する**ための手段として欠かせないという考えのもとに、更に世界的規模で拡大しそうな気配を見せています。

日本でも、緊急事態宣言を9月30日まで延長することを決めた記者会見で、政府コロナ対策分科会の尾身茂会長が、新しい政権に望む三大事項の一つとして、「ワクチン接種の推進と3回目のブースター接種」を挙げていました。

しかし、ＷＨＯは、8月の時点で声明を出し、公衆衛生上の効果は十分にあると考えられるものの、地球規模の集団免疫を獲得するためには、先進国だけではなく、後進国に対してもワクチン接種が行われることが好ましいので、先進国が自国優先だけを考えて、3回目の接種に積極的に進むことには注意を促しています。

ただ、3回目のブースター接種への流れは、変わりそうもなく、その研究と接種計画は加速する一方です。

今、ブースター接種の中心的な研究は、如何にして1回の接種量を少なくするかということです。今までのワクチン接種では、**1バイアル、1・8mlのワクチン原液を6等分**して接種されています。1回分のワクチンの標準量は、原液で0・3ml。この中に、有効成分が100μg（マイクログラム）が入っています。これを2分の1に減量し、節約して打てないかという研究が行われているのです。

アメリカの製薬会社の一つは、2分の1の接種量でも、現在の猛威を振るっているデルタ変異株に対する予防効果は、40倍に跳ね上がることを臨床試験で突き止めたようです。そして、この減量接種をＦＤＡ（アメリカ食品医薬品局）に、すでに許可申請を出しています。

我が国でも、尾身会長の発言どおり、ブースター接種が検討され、その用意が始まっているようですが、WHOが指摘しているように、その効能や安全性を今後、慎重に検討することを迫られています。

10

「人新世《ひとしんせい》」に人類は、輝かしい文化と生存の足跡を残せるだろうか

「人新世《ひとしんせい》」とは、地質時代の一つの区分で、人類の生き方が、地球の自然を壊してしまった時代のことを言います。我々人類は、この自分たちの作った環境に支配される地質区分の中で、現在生きています。

やがて、**40億年以上経つ地球の歴史**の1ページに、人類はその足跡を残していくでしょうが、どのような人生を送って一生を終えていったのか、後世の生命体が検証することでしょう。

そこに人類は、今までの地球の歴史に恥じない足跡を残したいものです。

つい先日のことですが、日本を代表するノンフィクション作家・柳田邦男先生が、

NHKのラジオの放送で、ある警告を発していました。

「地球は、今危機的な状況にある。一つは核兵器による一触即発の状態、それにウイルスの感染の猛威、この二つによって人類の運命は極めて危険な状態にさらされている」

という趣旨のお話をしていました。

そして、かけがえのない息子さんが、亡くなる二か月まえに父に贈ったプレゼントの本について述べたお話には、胸を熱くしました。その息子さんのプレゼントは、『星の王子様』という絵本でした。

今考えてみれば、**遠い空の星となって永遠に眠る**自分のことを、見つめてほしいという遺書ではなかったかと気づいたということを、切々と語る父親の言葉には思わず涙してしまいました。

先生は最後にこう付け加えられました。

「この危機的な地球の状況を救うのは、国と国との話し合いでは解決せず、人類の一人一人が、その危機に立ち向かう意識を強く持つことです」

この言葉には感銘を受けました。今や、世界中がコロナに翻弄され、それに立ち向かうために即効性のあるワクチンに夢中になっています。3回目のブースター接種は、やがて4回5回と進むに違いありません。

しかし、コロナとの戦いは、相当の長期戦を余儀なくされると思いますので、我々一人一人が、**自粛と自己免疫の強化**に気をつけていかなければならないと思います。

ちなみに私は、この2年近く一度も出掛けたことがありません。外食も旅行も、友人との会合も全て封印してしまいました。

そして、家族とは一日一回夕食を共にするだけで、あとは診療所に缶詰め状態で、昼も夜も小さな7畳半ほどの院長室で寝起きをしています。7畳半とは、古来、切腹の間です。

多くの患者に接してきているわけですから、コロナウイルスに遭遇する機会は、誰よりも多いと思わなければなりません。いつ、命をコロナに狙われるのだろうと冷や冷やしながら、危険な状態で３６５日、毎晩当直しています。

私と同じ気持ちで小さな診療所を支えてくれているのは、看護師長や事務長、それに多くのスタッフたちです。

しかし、いくら自粛と免疫に気をつけても、いつ「人新世」の地層に埋没してしまうかわかりません。一日も早く**コロナに打ち勝つ特効薬**が完成してほしいと願っている気持ちは、私が人一倍強いと思っています。

1章

副反応と副作用はどこが違うの？

まぎらわしい言葉で
命を縮めないために

１

ワクチンへの過信が招く意外な落とし穴

コロナワクチンの３回目が取りざたされる背景には、２回目までの接種の進みぐあいとその評価があります。

２０２１年８月中旬現在、日本では３千６００万人以上いる65歳以上の高齢者のうち、約８割が２回目までのワクチン接種を終えていると言われています。そして、この接種を終えた方々と話をしていると、大変気になることが１つあります。

それは、もう**ワクチン接種をしたのだからコロナ感染の心配はなくなった**と思っているようだということです。「これで友だちとの飲食もできるし、旅行にも行ける」と信じ込んでいる人が多くなっているような気がしてならないのです。

事実、首都圏の繁華街では、高齢者が誘いあってそぞろ歩く姿が目立つようになってきたとも言われています。デパ地下やスーパーでも、今までよりはるかに高齢者の姿が目立つようです。

しかし、ワクチン接種をしたからといって、感染が完全に抑え込まれたわけではありません。2回接種した後に感染する場合もあり、海外などでは2回の予防接種後に14人の現役医師が感染して死亡したという報告もあります。

したがって、予防に関しては今まで通りの厳しい自粛と消毒、さらにマスクの着用などを怠らず、感染に気をつけなければならないのです。

ひと昔前、「赤信号、みんなで渡れば恐くない」という言葉が大流行したことがありますが、ワクチン接種後に限ってはこんなことは許されません。

その上、新型コロナウイルスは次々と変異をくり返し、その感染力を強めています。そうなると、**今接種したワクチンがいつまで有効なのか**、また変異株に対しても効き目があるのかどうかなどの心配が起こってきます。

いずれにしても、新型コロナウイルスが、今世紀に入ってパンデミックを起こしているどのウイルスよりも勢力が強く、危険性をはらみ続けていることを忘れないでください。

私は、世界遺産である北海道知床国立公園近くのの漁村で生まれましたが、その郷里の親戚から近ごろ悲鳴が聞こえてきます。

「内地のいくつかの県の『まんぼう』が解除されてから、何と、関西方面から自家用車で知床までやってくる旅行者が多くなり、街の人は感染が恐くて一歩も外出ができなくなった」と言うのです。

「まんぼう」とは、「まん延防止等重点措置」のことをいいます。もっとも重い感染予防に対しての措置には「緊急事態宣言」がありますが、それより少し軽い規制措置です。

たしかに、**今までコロナ感染者が1人も出ていない街**では、「道の駅」や飲食店などでこうした旅行者と接することに不安を覚えるのかもしれません。

ですから、県を跨《また》いで出かけたり、ましてや海外旅行に行ったりするのは、パンデミックがもう少し収束に向かってからにしてほしいものです。

2

世界を震撼させているブレークスルー感染のリアル

コロナワクチンを2回打った後に、再び新型コロナウイルスに感染することを、ブレークスルー感染といいます。ブレークスルーとは、英語で、「障害を突破すること」という意味です。

つまり、コロナウイルスが、ウイルスの**ワクチンという障害を乗り越えて人体に再感染を起こす能力**を持っていると考えれば理解しやすいと思います。

＊アメリカでは１６０人の死亡例が報告されている

ＣＤＣ（米国疾病予防管理センター）の調査では、２０２１年１月から4月までのブレークスルー感染の患者数は１万２６２人でした。そのうち２７２５人は無症状でしたが、感染者のうち約１・６％に当る１６０人が死亡しています。

さらに、5月に入ってからも患者数は増え続け、7月までの間に入院患者は６２３９人に上りました。そのうち１２６３人が死亡しています。

患者の年齢層としては、50代後半、とくに58歳前後の人が多く、死亡者は80代の高齢者に多いことがわかっています。

＊わが国でもワクチン接種後に67名が再感染

一方わが国でも、国立感染症研究所によると、ワクチン接種後に67名が感染していることがわかりました。6月末までの3か月間に接種した人々のうち、感染者は20代から40代までに多く、アメリカとは正反対に、重症者や死亡者はいなかったと報告されています。

しかし、この状態を見る限り、ブレークスルー感染は、決して軽視できる感染ではないことがわかります。

ワクチンは、2回打てば7日目ごろから免疫ができ始め、約2週間後には完成するといわれてきました。

しかし、ブレークスルー感染は、その**免疫が完成しているはずの2週間後**という時期に起こり、しかも死亡する例も報告されているのですから油断はできません。

ワクチンを打ったからといっても、これで完全にウイルスからの感染は起こらないなどと楽観せず、感染予防のための自己管理を怠らないようにする必要があります。

③ そこが知りたいワクチン接種後の死亡の実態

東京オリンピック開会式の前日、7月22日の読売新聞は、次のような記事を掲載しました。

「『接種後死亡、因果関係なし』厚労省は、21日、米ファイザー製、米モデルナ製の新型コロナウイルスワクチン接種後の死亡事例について、判定方法を見直した結果、接種との因果関係が結論づけられるものはなかった、との見解をまとめ、専門家検討会で報告した」

この報道について、厚労省からは21日付で次のように説明されています。

それによると、2月17日から7月11日までに報告された両社の**ワクチン接種後の死亡例合計667件**について次のように分析しています。

・ワクチンと死亡との因果関係が否定できないもの　0件

・ワクチンと死亡との因果関係が認められないもの　３件
・情報不足等によりワクチンと死亡との因果関係が評価できないもの　６６４件

なお、その後、7月16日までのデータを加え、両社で７５１件の死亡例をあげています。

＊わが国では、ワクチン接種後の死亡事故はなし？

この新聞報道や厚労省のホームページを見て、高齢者や患者の多くは、**日本のワクチンは安全だ**と思い胸をなでおろしたことでしょう。

しかし、有識者や医療関係者は、この報道に一瞬顔を曇らせたに違いありません。

因果関係がないのであればなぜ、7月時点で７５１人もの人がワクチン接種後のわずか5か月という短い期間に亡くなったのだろうかという疑問が浮かび上がってくるからです。

原因が全くないのに人が死亡するということはあり得ません。ですから、その死因については徹底的に究明しなければなりません。

アストラゼネカ社製品が接種された英国や、ファイザー社製品およびモデルナ社製品が接種された米国などでは、コロナワクチン接種が原因と見なされる死亡事故が明白に公表されています。

他の章でも触れますが、たとえば英国では、１００万回当りに換算すると16件、米国では、**１００万回当り18件の死亡事故**が発生しています。

しかし、この両国から大量にワクチンを輸入しているわが国では、不思議なことに１件も死亡事故が起きていないのです。

厚労省の報告した死亡例の基礎資料は、接種後事故があった医療機関、または製造販売業者からの報告を集計して作られているようです。なお、ワクチン接種後の死亡者数は、その後も増え続け、７月30日には９１９人、８月20日には１０９３人、９月３日には１１５５人が集計報告されています。

基礎的な資料は、これらの医療機関のカルテに残っているはずですから、できるだけ早く見直し、事故発生の状況を詳しく公開してほしいと思います。医者として、どうしても入手したい情報は次のとおりです。

①751人は健常者なのか、それとも**闘病中で寝たきりの人**などが含まれていたのか。

②ワクチン接種当日の体調は、ワクチン接種に耐えられる状態にあったのか。

③どんな持病があったのか。

④ワクチン接種後、死亡までの克明な経緯。

⑤普段飲んでいた常備薬の詳細。

これらの資料を入手できれば、今後ワクチンを打つときに接種を担当する医師の判断は、今以上に精度を上げることができます。

またワクチン接種を受ける人も、今後のワクチン接種後の死亡事例に、国がどのような分析をするのかをしっかりと確かめてから接種を受けるべきです。

4

接種者が短期間のうちに死ぬのは自然の摂理なのか

７月時点でのワクチン接種後７５１人の死亡に関しては、マスメディアはほとんど沈黙し、また評論家の中には特に論議する問題ではないという人もいるようです。

そして世間では、「ワクチンから受ける恩恵は、ワクチンのリスクを超えてはるかに大きい」という見方が支配的に思えます。

しかし、コロナワクチンの接種後に起きている死亡事故についてすべての人が、はたしてそのような寛大な気持ちで受け止めているのでしょうか。

＊ワクチン接種後の死亡数は老人の年間死亡数よりはるかに低い、それは正しい見方か

厚労省の統計によると、日本人の２０２０年、**年間の死亡者数は１３７２６４８人**でした。

このうち、65歳以上の高齢者に限ると１２４万６８２７人で91％を占めています。この高齢者の数を1日当りに換算すると、約３４１６人になります。この数値と比べてみても、ワクチン接種後の死亡数７５１人という数字はたしかに低い数値です。

この先、1年間ワクチンを打ち続けた結果、どのくらいの人が亡くなるのかは見当がつきませんが、現在までの5か月間の死亡者を1日当りに直すと約5人です。ですから、数として取るに足りないという主張は正論に聞こえるかもしれません。

しかし、これは大きな勘違いであり、さらに言えば暴論と言ってもいいかもしれません。

なぜならば、そもそも予防接種は、**これから先の健康を維持するための注射**だからです。命を助けるための処置が、力及ばず死に至るのは仕方ないにしても、命を助けるためにしたことが死の直接的な原因になるなど、あってはならないことなのです。

そこには、死の予測などあってはならないのに、現実には、考えもしない、まったく予測しなかったことが、たった1本の注射で起こっているのです。

この予期せぬ人生の終焉《しゅうえん》を、誰が受け入れることができるでしょうか。おそらく、誰一人として、予防注射の後に天国へ召されたくはないでしょう。

たしかに人は、苦しいときに「もう死んでしまいたい」という言葉を口にしがちです。

しかし、日々患者さんを診ていると、あと3日、あと2日と余命いくばくもない状態に陥っていても、回診をして手を握ると、必ず強い力で握り返してきます。次第に冷たさを増してくるその手の弱々しい温もりの中に、生への執着が見え隠れしているのです。

それは、「人の命は尊い」などという、単純な言葉で言い表わせられるようなものではありません。

1人1人の命はじつにさまざまで愛《いと》おしいものであり、かけがえのないものなのです。胸に聴診器を当てていると、心臓の1つ1つの鼓動から、そのことがひしひしと伝わってきます。

人間の生への必死の願いに応えるべく開発されたはずの救命策が、逆にその必死の願いを絶つことになるのでは、**大切な命に対する大変な裏切り行為**です。

ですから、751人の命がわずか5か月間で失われたことを統計に照らし合わせて、それを自然の摂理だなどという理屈で斬り捨てることなど、われわれ医者ができるわけがありません。少なくとも私にはできません。

ひと口に751人といいますが、その人たちがどれほど日本という国の底力となって国を支え、今日の繁栄をもたらすために尽力してきたことか。それを思うと、もう少し敬意を払う心を忘れてはならないのではないでしょうか。

5

私は「副反応」という言葉を使ったことはありません

こうした事故をめぐるコロナワクチンの接種に関して、非常に気になる言葉があります。それは「副反応」という表現です。患者さんの間でもテレビやラジオのメディアでも、この言葉がしばしば使われていて、耳にしない日はありません。

しかしこの言葉には、ワクチン**接種後の体に起こる異常な反応**を「当然起こるべき反応」として捉える傾向が感じられ、臨床医の多くは危険を感じています。

厚労省は、ワクチン接種後の反応について、次のような注意喚起をしています。
「ワクチン接種後、37度以上の発熱が翌日生じることがありますが、この熱は翌々日には下がります。しかし熱が続くようであれば、ワクチン接種による熱とは自己判断せずに、かかりつけ医に相談してください。

さらに高熱だけではなく、咳や息切れ、味覚障害などが起こった場合には、コロナウイルス感染の疑いがあるので、必要な処置を受けること」

このような警告を見てもわかるように、コロナワクチンは**油断のできない症状を引き起こす可能性を持つワクチン**だ、ということを知っておいてほしいのです。

しかし、接種者のほとんどの人は、ワクチン接種後熱が出たり、全身の倦怠感がなかなか回復しなかったり、あるいは注射した部位が腫脹したり、筋肉痛がいつまでも続いたりした場合でも我慢をしてしまいます。これは、ワクチンの当然起こるべき「副反応」だから、と思っているからです。

ですから、医者のところに駆け込んで診察を受けようという人も少ないのです。中には、「腕の痛みも腫れも、高熱もワクチンが効いている証拠だから、何の症状もなかった人に比べれば抗体が間もなくできる。だから心配はいらない」などと言って、治療を受けようとしない人もいます。

いったい誰から聞いたのかと尋ねると、**テレビに出ていた有名な大学教授**が断言していたと言います。かなり乱暴な理屈だと思いますが、患者さんはすっかり信用して安心しきっています。

私が何を言っても聞く耳を持たず、これでは私の出る幕はありません。これ以上、厄介な症状が起こらないことを祈りつつ、ため息をつくしかありませんでした。

＊日本語の一流の辞書にも記載されていない「副反応」という言葉

そもそもこの「副反応」という言葉は、日本語として認知されているのでしょうか。多くの辞書で確認してみました。

『広辞苑　第七版』（岩波書店）、『角川国語辞典』（角川書店）、『日本国語大辞典』（小学館）、『大辞林　第四版』（三省堂）などをつぶさに調べましたが、どこにもその言葉は見当たりません。

一方、すべての辞書で、同じような反応のことを「副作用」と表記し、説明しています。『広辞苑』によると、「医薬の一定の作用を利用して治療しようとする時、それに伴って、治療の目的にそわないか、または生体に不都合な作用が起こること。また、その作用」とあります。

この文章を読んでもわかるように、医学用語としては「副作用」という言葉を使用するほうが、ワクチン接種後のさまざまな反応を表現するために的を射ているはずです。

ですから、「副反応」というあいまいな表現方法を用いることは、体に潜んでいる重大な変化を見落とすことになりかねません。

辞書にないような言葉を使うことは、明らかにルール違反であり、その結果として取り返しのつかない事態が起こりかねないことを、よく知っておくべきです。

つまり、「副作用」を免れない劇薬を体内に注入するときは、**慎重にも慎重を期すべき**なのです。

6

ワクチンの副作用から逃げず、堂々とコロナに立ち向かおう

これは医学上の一つの真理でしょうが、すべての薬物には光と影が存在します。

我々は、現代医学が生み出した治療薬やワクチンなどによって、どれほど大きな恩恵を受けてきたか計り知れないものがあります。

しかしその一方で、そうした薬物には、そこに潜む一部の成分の反応による「副作用」があるということも知られてきました。そのために人類は、アナフィラキシーと呼ばれる強いアレルギー・ショックや、場合によっては死に至る病で苦しんできたことも否定できないのです。

薬物には、体に有益な薬理作用と、その一方で、体に有害な「副作用」があるのです。それは、**薬物が持つ諸刃の剣**であり、薬物が持つこの特性をよく理解した上でつきあっていくしかありません。

コロナワクチンに、たとえどのような「副作用」があったとしても、我々の体を守

るために、それを改良し味方に引き入れる努力をしていかなければならないのです。

＊英語では副作用のことをside《サイド》 effect《エフェクト》という

アメリカでは実際に、ワクチン接種後の反応をどう表現しているのかを、米人医師や在日米国人、日本人の留学経験者などに聞いてみました。

その答えの多くは、side《サイド》 effect《エフェクト》でした。

effect《エフェクト》とは「効果」という意味で、通常はプラス志向のいい意味で使われますが、それにside《サイド》という「横」とか「脇」という言葉が前につくとよくない意味に変わります。つまり、「副作用」を表わす言葉になります。

薬物のよくない反応に対してはやはり、side effectという言葉が使われているということでした。

私が、なぜこうまで「副作用」という言葉にこだわるのか、それは、一にも二にも患者さんのことを思うからです。

医者が患者に、**病気や診断結果を説明し、納得してもらう**ことをＩＣ（インフォームド・コンセント）といいます。説明と同意という意味の英語です。私が若い医学生だったころは、ドイツ語の「ムント・テラピー」と言っていました。ムントは「口」、テラピーは「治療」を意味します。それを略して「ムンテラ」と言いました。

いずれの言葉も、治療を受ける患者さんが、よく理解して治療に専念できるようにという目的を果たすための医者としての技術でもあります。

その場合、私はあいまいな言葉は決して使いません。薬に「副作用」があれば、あらかじめよく説明をして納得していただいた上で投与します。

検査も同じです。病気の診断や経過を観察するために必要不可欠であることを根気よく説明します。

コロナワクチンにしても、打つ前には必ず、「副作用」があること、しかも、今までのインフルエンザワクチンや肺炎球菌ワクチンなどとは、比較にならないほど強い反応が出やすいことを説明します。

そしてさらに、いずれ月日が経てば、他のワクチンと同じように体に不都合なところは次々と**改良され、より安全なものになる**に違いないということまで説明し、納得してもらいます。

それにしても、なぜ「副反応」という、一般の患者さん方にはすぐに理解できないようなあいまいな言葉が、ここまで頻繁《ひんぱん》に口にされるようになったのでしょうか。

たしかに我々は、普段から言いにくい言葉を美しい言葉に変えようという美徳を持っています。それは、他人を傷つけまいという思いやりであり、優しさの心につながっているとも言えるでしょう。

しかし、ワクチンは一種の**劇薬ともいえる異物を体に入れる**のです。この異物と戦うのですから、体内でどんな副作用が起こるかわかりません。異物の性質によっては、高熱や腕の痛みではすまず、命を失うこともないとは言えません。

やはり、ワクチンを打つ人に対しては、忖度《そんたく》よりは的確な表現で正しい情報を伝えることが必要なのです。

7

人類はインフルエンザと100年の戦いを強いられてきた

このように執拗《しつよう》に感染をくり返すコロナウイルスに対して、我々人類はどう戦っていくべきなのでしょうか。すでにご紹介したブレークスルー感染の一例を見てもわかるように、この**天敵を一朝一夕に打ちのめす妙薬**は、そう簡単には見つかりそうもありません。

病魔との戦いを後世に残せるようになってからの記録を見ると、人類はその長い歴史の中で、数限りない微生物に苦しめられてきたことは明らかです。中でも天然痘とペスト、そしてインフルエンザの病原体は、手に負えないほどの感染力で人類を襲い続けてきました。

＊今やコロナウイルスは、食物連鎖の頂点に立った

人類は、今日まで激烈な戦いの末に、天敵である疾病に勝利を収めてきました。し

かし、精根尽き果てるほどの戦いで、多くの犠牲者を出してきてもいます。

しかし、２０１９年に発生して我々を苦しめている新型コロナウイルスの実力は、過去の天敵とは比べものにならないほど強力です。

それにしても、**ウイルスはなぜ人類を狙う**のでしょうか。彼らにとって、人間は餌《えさ》であり、弱肉強食の掟を強いるための相手にしようとしているからに違いありません。

かつて人類は、火と鉄を手に入れて、食物連鎖の王者の地位を保ち続けてきました。しかし、今や、完全にその王者の座は、ウイルスに取って代わられようとしています。

これからどれほどの歳月、この戦いを強いられるのでしょうか。それはわかりませんが、勝利するまでの忍耐力と新薬開発の歴史は、インフルエンザとの戦いに学ぶべきものが多いと思われます。

＊インフルエンザワクチンの完成までに、治験と犠牲が繰り返された

20世紀の人類がウイルスと戦った記録として歴史に残る最大の事件はスペイン風邪です。スペイン風邪は１９１８年からパンデミックを引き起こしました。

ちょうど第一次世界大戦が始まったころから、インフルエンザA型ウイルスの大流行が始まり、その**感染者数は全世界で6億人、死亡者の数は4千万人**にのぼりました。パンデミックは約2年以上続き、その感染症の症状は凄まじく、第一次世界大戦の終息は、インフルエンザのおかげだとささやかれたほどでした。

わが国でも、約２３００万人が感染し、約38万人が死亡したという記録が残っています。まさに人類の存亡の危機だったのです。

＊実用安全なワクチン完成まで約50年を費やした

このインフルエンザA型のワクチンの研究は、その後多くの学者によって試みられました。しかし、ようやくワクチン第1号が登場したのは、パンデミックから15年も経ってからのことでした。

しかも、ワクチンの副作用は強く、接種者の10〜20％に、発赤、痛み、発熱、倦怠感などが現われました、

さらに末梢神経が冒され、痛みやしびれ、あるいは脱力感が強くなるギラン・バレ

ー症候群、喘息発作、脳症、肝障害、紫《し》斑《はん》病で悩まされる人も多かったといいます。

また、アナフィラキシーショックも起こり、今と同じように、当時の人も接種するかしないかと非常に悩み、苦しんだようです。

その後、ワクチンには改良がくり返され、やがて画期的な副作用対策が発見されました。エーテル処理によって、**ワクチンの脂肪成分の除去に成功**したのです。その結果、ワクチンの安全性は高まり、実用価値がぐんと上がりました。

このように、安心してワクチンを打つことができるようになるまでには、スペイン風邪の流行時からなんと50年もかかったのです。

＊特効薬「タミフル」の発見にさらに50年を要した

このワクチン開発からさらに長い年月を経て、人類は特効薬のタミフルを手に入れました。それは２００１年のことでした。

スイスの製薬会社が、香辛料の八角からオセルタミビルという成分を抽出し、その成分にインフルエンザの増殖を抑える効果があることを発見したのです。それが、特効薬タミフルの開発につながりました。

　このように、インフルエンザＡ型のワクチン誕生、そして治療薬開発の歴史を振り返ってみても、安全で安心して接種できる薬を入手するまでに、人類は筆舌に尽くしがたい苦労を強いられてきました。その間には、ワクチンの副作用による犠牲者も後を絶ちませんでした。

　しかもその副作用は、今も完全には除去できているわけではありません。インフルエンザが大流行するたびに、その予防方法として頼りにしているワクチンの接種ですが、今なお犠牲になる人は少なくないのです。

　ですから、新型コロナワクチンの安全性が完全に確立するまでには、まだまだ相当の歳月を要するのではないかと思います。

　とはいえ、世界中の優秀な研究者が、その改善のために日夜努力しています。必ずや、副作用や危険の少ないワクチンに生まれかわる日は遠くないと信じます。

　それまでは、**自己免疫を保つことを忘れず**に、ワクチンと上手につきあっていくしかないのかもしれません。

8

特効薬とワクチンの二人三脚で コロナに立ち向かう時代がやってきた

この世界的な**コロナ感染のパンデミック**に対して、ワクチンのほかには、治療薬はどこまで開発されているのでしょうか。

現在、コロナに有効な効果があると考えられて注目されている治療薬は、次のとおりです。

- レムデシビル（デボラ出血熱の治療薬）
- デキサメタゾン（デカドロンとも呼ぶ。副腎皮質ホルモンの一種）
- バリシチニブ（関節リウマチの治療薬）
- アクテムラ（関節リウマチの治療薬）
- アビガン（抗ウイルス薬）

・イベルメクチン（アフリカの河川盲目症の特効薬。この研究で日本の**大村智博士がノーベル賞を受賞**）
・中和抗体カクテル（モノクローナル抗体カクテルとも呼ぶ）

その他、世界では、コロナ感染症に効能があると考えられる多くの薬が用いられています。

これらの薬の中では、２０２１年7月19日にわが国でも認可された中和抗体が、コロナ感染症の新しい特効薬になるのではないかと期待され注目を集めています。

＊中和抗体は血清中で増加する

最新の治療薬として登場したばかりの中和抗体ですが、まずその名称として、なぜ抗体の上に「中和」という言葉がつくのでしょうか。

結論から言えば、「中和」とは、「性質の異なるものが互いに融和して、それぞれの性質を失うこと」また、化学反応などでは、「酸と塩基が結合して、水と塩を生成すること」を言います。

そしてさらに、**毒物の毒素を薄める**ことを表わす言葉としても用います。

コロナ感染における中和抗体とは、ウイルスに結合してウイルスを無力化してしまう抗体のことをいいます。

コロナに感染した人が回復期に入ると、血液の血清の中に中和抗体ができることが発見されました。そしてこの抗体には、コロナウイルスの働きを無力化する作用があることが明らかになりました。

ただし中和抗体を作るためには、非常に困難で危険な操作が伴います。

なぜならば、体内から血清を取り出すことは感染の危険があり、臨床試験や血清の成分を調べるためには、特別の設備と技術が求められるからです。

コロナウイルスの感染者の中和抗体は、血清中で時間とともに増加するという特徴があります。

濃度を高めたその抗体は、コロナウイルスやさらに今地球上で勢力を拡大しようとしている変異株に対しても殺生能力を持つようになります。

この中和抗体を作るために、クローナルと呼ばれる生物遺伝子学のクローン技術を使います。

その過程は次のとおりです。まず**単一の性質を生み出す遺伝子を細胞に導入**します。これを「モノ（単一）クローナル（クローンを作る）」と呼びます。

この操作によって、優れた抗体を作るものを1個だけ選び出し、大量にクローンを作ります。中和抗体はこうして誕生するのです。

＊カクテル療法は感染初期によく効く

コロナウイルス感染症治療のために、2種類の性質を持つ異なる中和抗体を人工的に作ります。1つはカシリビマブ、もう1つはイムデビマブと名づけられた抗体です。治療は、この2つの抗体を混ぜ合わせて、点滴によって行われます。カクテルという名前は、2つの抗体をお酒のカクテルのように混合して使うことから名づけられました。

この中和抗体には、コロナウイルスがスパイクタンパク質と呼ばれているトゲ状の腕のような**突起を伸ばして人体の細胞の受容体に結合**し、細胞の中に入りこむ感染そのものを阻止する働きがあります。

この作用によって、ウイルスの生存能力は消滅します。

つまり、中和抗体カクテル療法は、今までの治療法には見られない画期的なものといえるでしょう。

たとえば、この療法は、ウイルスに感染した初期に使うと非常に効果的であることがわかっています。ですから、コロナ感染症の重症化、さらには死亡率を減少させるためにも非常に役立つと考えられます。

海外の研究では、このカクテル療法によって、死亡率を約70％減少させたという報告もあります。

また、アメリカ食品医薬品局（ＦＤＡ）が、２０２０年11月に認可したこの中和抗体が、トランプ前大統領の病状を、奇跡的ともいえる早さで回復させたことは、あまりにも有名な話です。

この薬が世界的に普及するまでにはまだかなりの時間を要するのかもしれません。

しかし、人類がコロナのパンデミックを制圧するためには、おおいに期待できる医薬品であることは間違いありません。

将来、**ワクチンと中和抗体の二人三脚**で、人類が新型コロナウイルスに勝利する日がきっと来るに違いないと信じたいものです。

2章

ワクチン接種後
1000人死亡の真相

突然死はなぜ起きたのか、
その徹底究明を急げ

1

医者も驚いたワクチン接種15分後の突然死

2回目までのコロナワクチンの効力への疑問から生じた3回目接種への動きですが、そこにある不安の中で最大のものが、ワクチンの接種後の死亡事故です。

もちろん、ワクチン接種と死亡者の間には、明確な因果関係が認められるものが少ないという声もあります。しかし、わが国のワクチン接種が始まった２０２１年の2月から、わずか5か月余り、7月16日までに７５１名ものワクチン接種後の死亡が数えられ、さらに2か月たたない9月3日には１１５５人に達しています。

この短い期間に、接種を優先的に受けた医療従事者や、65歳以上の高齢者が多数亡くなったことは痛ましい限りです。

何としても、その死亡原因を詳細に究明しなければなりません。そして、安心してワクチン接種を受けられるような環境が作られることが、今後、**コロナウイルスの流行を終息させる**ために、極めて大切なことです。

＊ワクチンとの因果関係は不明

日本でのワクチン接種が2月17日に始まって5か月後の7月4日、西日本で60代の男性がワクチン接種後15分経って突然倒れ死亡しました。

その男性は、集団接種の会場でワクチン接種を受けた後、待機場所で休んでいたのですが、その15分の間に容体が急変し、意識を失い、救急措置を受けたと聞いています。

ＡＥＤ（自動体外式除細動器＝心臓救命装置）の処置もすぐに行ったと報道されました。ですから、容易ならない**緊急事態が発生し、心停止に陥った**と推測されます。

男性はその後、救急車で病院に搬送されました。しかし蘇生処置を行っても回復せず、死亡が確認されました。

死亡原因については、接種を行った市当局の説明によると、ワクチン接種との因果関係は不明で調査中ということでした。

もちろん、この7月4日以前に、累計556人の人々が、ワクチン接種後に何らかの原因で亡くなっていることは、すでに厚労省から公表されていました。しかし、この度の死亡例は特別で、医師たちの間に衝撃が走りました。

ワクチン接種後、わずか15分で亡くなった人がいるというケースは初めてだったからです。多くの診療に携わる医師たちに、大きなショックを与えたに違いありません。

2

若い世代に多発する危険な心室細動

ここで突然死という言葉の意味を説明しておきましょう。もっとも汎用《はんよう》されている『広辞苑 第七版』によると、次のように説明されています。

「**健康に見える人が突然死ぬ**こと。心臓・中枢神経・呼吸器などの疾患によるほか、乳幼児突然死症候群、青壮年のぽっくり病、特発性心筋症など原因の明らかでないものもある。急死。頓死」（『広辞苑 第七版』）

これに対して、医学的にはどのように定義されているでしょうか。

思いがけない死という意味では、広辞苑と同じ解釈をしています。一見健康に見え、病気とは無縁な状態の人が、あるとき急に死亡することを、医学的にも突然死といい、**通常24時間以内に発生**します。

その他、突然死は、頓死とか急死などという言葉が同じ意味で使われています。その原因としてもっとも多いのは心臓突然死です。これは、心臓に病変があり、それによって起こる急死であり、突然死の50％以上を占めています。

中でも、虚血性心疾患の代表的な病気の心筋梗塞、あるいは、重症の不整脈で起こることが多いのです。とくに、日本人の働き盛りの人に多発する心室細動（別名ブルガダ症候群）は、圧倒的に男性に多く、その男女比は９：１に及んでいます。

過重労働が引き金になって夜間睡眠時に発生することが多く、突然急死するところから、「ポックリ病」がその代名詞になっているくらいです。発症したときは、直ちにＡＥＤや人工呼吸器などの救急救命処置が必要になります。

その他、突然死には、解離性大動脈瘤、クモ膜下出血、脳梗塞などの脳血管障害、気管支喘息重積発作、さらにてんかん重積発作などがあります。

③

基礎疾患のない１０７人の突然死の不思議

残念なことですが、その後もワクチン接種後の死亡者数は増え続けています。すでに前の章で述べたとおり、厚労省が公表した資料だけ見ても、７月16日集計では７５１名、その２週間後の７月30日には９１９名、さらに８月20日には１０９３名、９月10日の発表では１１５５名に達しました。こうした事態にならないためには、ワクチンの接種に際して、どんな注意が必要なのでしょうか。

そのカギの一つが、接種前の「自己申告」です。

ワクチン接種後に死亡した人のうち、例えば、８月20日の集計で判明した１０９３名を例にとると、**ワクチン接種前の自己申告の予診票**に、１０９３人の死亡者のうちで「基礎疾患なし」と答えた人が、約１割の１０７人いました。そして、その亡くなった方の直接の死因を調べてみると次のとおりです。

①脳卒中（くも膜下出血、脳出血、脳梗塞）　21名
②心臓疾患（心不全、心肺停止、心室細動、心筋梗塞、心タンポナーデなど）　17名
③呼吸器疾患（呼吸不全、窒息、嘔吐による気道閉塞、肺塞栓など）　11名
④循環器疾患（大動脈解離、大動脈瘤破裂）　８名
⑤血液疾患（血栓性血小板減少性紫斑病など）　６名
⑥感染症（肺炎）　５名
⑦胃腸疾患（腸閉塞、小腸出血など）　６名
⑧その他（老衰３名、自殺２名、溺死１名）
⑨死因不明　27名

この資料を見て、実際に医療現場で診察に当たっている医師たちは、首を傾げているに違いありません。

なぜならば、「直接の死因」の病名を見ていると、亡くなった方々には生前から**体に何らかの異常がほんとうになかったのか、**という疑問がわいてくるからです。基礎

疾患が全くなかったということはとても信じられないのです。

＊ワクチン接種前の詳細な問診が命を守る

普段患者さんを診る場合医者は、問診に時間をかけます。そして、主訴や既往症を詳しく尋ねることによって、どのような検査や治療を行うべきかの目安にしています。

この問診をおろそかにすると、誤診の危険が忍び寄ってきます。患者さんは、自分で今悩んでいる症状を訴えているつもりでも、体の異常を的確に伝えることは困難をともなうものでなかなかうまくいかないのです。

しかし、何度も問診をくり返し、時間をかけて話し合っているうちに、医者は、**患者さんの体にどんな病気が潜んでいるのかを見抜く**ことができるようになります。

ただし、ワクチン接種の場合は、短時間で面識のない医者と患者が向き合うわけです。ですから、詳細な問診のやりとりはとても困難です。

したがって、事前に提出する自己申告の予診票は、重要な、患者さんの「情報提供書」になることを忘れてはいけません。

予診票は、できれば一人で記入せず、**家族の協力を得て丁寧に書き込む**ことが、命を守るために極めて大切なことなのです。

＊予診票は正確に記入する

それにしても、なぜ「基礎疾患なし」のはずの107人もの人が、ワクチン接種後に突然この世を去ったのでしょうか。その原因を考察してみることにしましょう。大きく分けて、4つの原因と背景が浮かび上がってきます。

①ワクチンを受ける本人が不完全な予診票を提出した。

ワクチン接種を受けたい一心で、そのために不利になる情報を知らせなかった。なぜならば、基礎疾患や既往症などを知らせると打ってもらえなくなると思い込んだ。

②集団接種会場の医師が詳細な問診を怠った。

1日に大勢の人の接種が行われる会場では問診にかけられる時間が少ないので、接種を受ける人の状態が見抜けなかった。そのために、打つのを避けたほうがいい人に接種を行った。

③死期が迫っているときと、ワクチンを打った時期が偶然重なった。

何らかの異常が体に潜んでいて、寿命が尽きるといういわゆる突然死が迫っているときにワクチン接種を受けた。したがって、ワクチン接種とその後の死亡の間には特別な因果関係はない。

④ワクチン接種によって強い副作用が発生し、それが原因で死亡した。

たとえば、アナフィラキシーショックで短時間の間に**意識障害や循環不全、それに呼吸不全が発生**し、それが原因で亡くなった。

いずれにしても今後、ワクチン接種がより安全に、かつ安心して受けられるように、接種に際しては細心の配慮が必要です。

＊基礎疾患と持病の区別を怠るな

基礎疾患とはもともと体にある異常です。たとえば血圧が高い・血糖値が高いなどという体質が長い間続いているときに、これを基礎疾患と言います。

この異常が引き金になって慢性的な状態になったときに、高血圧や糖尿病という病気が起こります。これがいわゆる持病です。

基礎疾患と持病は、全くその概念が違うので、しっかり区別しておかなければなりません。この区別の仕方については章を改めて詳しく説明します。

ワクチンを打つときは、**基礎疾患のある人は感染すると重症化しやすく、また死亡率も高くなる**ので、その予防のために打つべきです。

しかし、持病となっている場合には、その病気の進行状態によってはワクチンを打つかやめるか慎重に考えなければなりません。とくに、65歳以上の高齢者では慎重を期すべきです。

4

多くの高齢者がワクチン接種後急死した原因を究明する

前項で述べたように、**持病のある人のワクチン接種**には問題があるのですが、２０２１年２月に始まったわが国のコロナワクチン接種では、次のような優先順位が設けられました。

1、医療従事者（対象者は約４７０万人）
2、高齢者（65歳以上の人、約３千６００万人）
3、64歳以下の基礎疾患のある人（20歳～64歳で約１０３０万人）
4、高齢者施設の従事者（約２００万人）
5、60歳～64歳の一般人（約７５０万人）

以上の分け方で、当初日本の全国民のうち5千７７０万人が、米国ファイザー社の

mRNA型ワクチンを、第I選択ワクチンとして投与することが国の方針として決められて接種がスタートしました。

＊高齢者ひとくくりに医者の多くが首を傾げた

以上のワクチン接種の優先順位を見て、日ごろ高齢者の診察に当っている医師たちの間には、ある疑問の声が上がりました。

それは、65歳から100歳までの高齢者をひとくくりのグループとしてワクチン接種することに、無理があるのではないかと感じたに違いないからです。

ひと口に高齢者といっても、60代と80代、さらに90代には体力や健康状態に歴然とした差があります。

さらに言えば、年代を重ねるごとに、持病の数も少しずつ増えていきます。基礎疾患の1つや2つは当然持っているという状態が、高齢になるほど多くなるのは明らかな事実です。

つまり、**3千600万人の高齢者をひとくくり**にしてワクチンを打つことは、最初から無理があったのではないかと考えられるのです。

ですから、基礎疾患のある人、慢性疾患や合併症のある人、あるいは大病の後遺症があり療養中の人などと、健常者をキメ細かく分けることが肝要だったと思われます。

そのように分けてからワクチン接種をしていれば、今回のように、短期間で高齢者が原因不明の突然死で命を失うことは防げたのではないかと思えて仕方がないのです。

このひとくくりのグループ分けに危険が潜むことに、誰も気づかなかったのかと、我々医療関係者は、首を傾げています。もう一度、前項で紹介した優先順位に目を凝らして見てみましょう。

それを見ると、64歳以下の人に関しては、**基礎疾患のある人と健常者を分けて接種する**ように分けられています。

それに対して、65歳以上の高齢者にはその配慮が欠けています。私にはそれが、今回のように多くの高齢者の突然死を招くことになったと思えてならないのです。

5

3回目の接種で、これ以上の突然死を出さないために

こうした状況の中、ひそかにささやかれている非常に気になることがあります。それは、もし3回目のワクチンを半年後に打つことが必要になった場合、すでに2回のワクチン接種を終えた人々が、3度目の接種を進んで受けられるだろうかということです。

インフルエンザワクチンのように、**流行の度に接種を受ける**という決断ができるかということです。それはなかなか難しいことかもしれません。

やはり、ワクチン接種開始から短期間で、多くの高齢者の原因不明の突然死が出ていることが、かなりのブレーキになりそうです。

コロナのパンデミックを封じ込めるための武器として、今のところ人類はワクチンしか手にしていません。ですから、ワクチン接種のブレーキにならないために、何としてもワクチンの安全性を高め、接種後の死亡者がこれ以上出ないようにしなければ

ならないのです。

＊志賀式・命を守る４つの条件

そのためには、ワクチン改良のための基礎研究に対する資金投入を惜しまないこと、同時に、ワクチン接種方法に緻密な配慮をし、計画性を持って当り、人災を増やさないようにすることが大切です。

医学的に考えられる４つの条件を、責任ある医師の一人として絞り出してみました。

①65歳以上の高齢者のすべてをひとくくりにしないで、健常者から打ち始めること。
サルコペニア（筋量不足）がなく、寝たきりの不安がある虚弱状態（フレイル）の心配もなく、**自力で身の回りのことができる健康状態の良好な人**から打ち始めること。

②高齢者は、年齢の若い順に始めること。

７月上旬の５５６名のワクチン接種後の死亡者の年代は、80代がトップで次が90代、もっとも少ないのは60代、次いで70代の順でした。

このように、同じ高齢者でも、80代半ば以上90代の人々に集団接種をするのはリスクが大きいことがわかります。

③持病及び合併症のある高齢者は、ワクチンより治療を優先すること。

心臓疾患、脳卒中の突然死が突出して多く、そのほとんどの人が基礎疾患として、高血圧や糖尿病、脂質異常症、血小板減少症などを有しています。

そのことを重視して、ワクチンの接種前に、最低でも心電図、胸部レントゲン、血液検査、尿検査などの**基礎的臨床検査を受ける**ことが肝要です。

④大病の術後、あるいは寝たきり状態で療養中の人は、専門医の診断の上でワクチン接種を行うかどうかの判断をすること。

つまり、今回のワクチン接種を始めるとき、64歳以下の人々を基礎疾患がある人とない人を分けたように、65歳以上の高齢者に対しても、きめ細かな体調管理を怠ってはならないということです。それがワクチン死をゼロにする秘訣なのです。

６

ワクチン接種から置き去りにされた１６０万の入院患者

全国的にワクチン接種が進められている一方で、もう一つ不安なことは、医療施設の病院や有床診療所の患者への接種は、今後どのように行われるのかということです。現在、**日本全国の病院と有床診療所は、約１万５千施設**あります。その施設のベッド数は、総数で１６２万床にのぼります。(厚労省　２０１９年　医療施設(動態)調査)

この施設に、一般の患者とコロナ感染治療のための患者が入院しています。

２０２１年7月18日の新聞報道によると、わが国の新型コロナウイルス感染の実態は次のとおりです。

累計感染者数83万８千４３２人。死亡者数１万５千０４０人。そして、現在入院・療養中の患者は２万５千２８２人。そのうち重症患者は３７８人。

不幸にして亡くなった方や重症の方は、ほとんどの患者さんが医療施設を利用しています。したがって、**約2万5千床のベッドがコロナ感染のために使われている**ことになります。

残りの約１６０万床は、コロナ感染と関係のない内科や外科や小児科などのいわゆる一般の入院患者に利用され、ほとんど満床状態だと思われます。

＊病院・介護施設でクラスター発生

そこで心配になることは、この約１６０万人の入院患者のコロナワクチン接種がどのように計画されているのかということです。現在のところ、これらの入院患者にワクチン接種を行ったという報告は、ほとんどの病院から入ってきていません。

一方、病院に入院している患者と同じ立場の介護施設に入所している人々は、施設の職員も含めて、ワクチン接種が進んでいるという情報があります。

どの施設にも接種に当る医師は常勤していないので、外部から医師と看護師が出張して、入所者のワクチン接種を行っているようです。

それに対して、病院や有床診療所では、ワクチン接種が進められている気配がありません。少なくとも、私が入手している情報では、市中の民間病院、大学病院、個人の有床診療所が、入院患者にワクチン接種を実施したというものはありません。

このまま入院患者のワクチン接種が、放置されたままでいいのでしょうか。

これまで、介護施設や医療施設におけるクラスター（感染爆発）のニュースがしばしば伝わってきています。

施設に入所、あるいは入院している人々は、病を抱えている人ばかりです。

免疫力も弱く、施設内で感染が起これば ひとたまりもありません。

病院の場合には、院内感染が発生し、あっという間に病棟に感染が拡大していきます。そしてクラスターが発生すると、**病棟閉鎖、外来診療中止**など、感染を抑えるために、病院としての機能を果たすことができなくなります。

たしかに、２０２１年の2月17日から、医療従事者が重点的にワクチン接種を受けています。7月時点で、約8割の医療従事者が2回のワクチン接種を受けているといわれていました。

その効果もあったのか、全国的に病院のクラスター発生は少なくなりました。しかし8月に入ってから、また病院や介護施設、保育園などでクラスターが発生し始めました。このように、コロナウイルスは次々と変異をくり返し、猛烈な勢いで感染を拡大しているからです。

診療や看護に当る医師や看護師が、いくらワクチン接種を受けていても、入院患者が接種をしないままであれば、再びクラスターが起こる可能性は十分にあるのです。

7

入院中にコロナ感染をした患者の悲劇

79歳になる男性患者Ｓさんは、脳梗塞の後遺症で、関東地区のある町の病院に入院していました。左半身に麻痺《まひ》があり、歩行は困難でリハビリが必要でしたが、経過がよく、そろそろ、**長期療養ができる療養型の病院に転院**したほうがいいということになりました。

昨今は、入退院のときに、新型コロナウイルス感染を調べるためにＰＣＲ検査を行うことが常識になっています。Ｓさんも、転院手続きのためにこの検査を受けることになりました。

ところが検査の結果、不運にも陽性と出てしまいました。どこで感染したのか、Ｓさんにも全く思い当たる節がありません。見舞客から感染したのかもしれませんが、ともあれ、転院どころではありません。

Ｓさんは個室に隔離され、しばらく経過療養をすることになりました。そして２週間が経ちました。その間に検査を行い、肺炎を併発していることが確かめられましたが、比較的症状は軽く、熱も37度台で落ち着いていました。

そして２週間経ったところで、もう一度ＰＣＲ検査が行われました。ところが、**２度目の検査でも陽性と出た**のです。

そこで病院では、コロナ感染の治療が引き続き行われ、３度目の検査でやっと陰性になりました。

＊ＰＣＲは陰性になったが、容体の急変

これでようやく転院ができそうです。Ｓさんや家族は、新しい施設での療養生活を楽しみに、退院と入院の支度を始めました。受け入れ側の病院も、**陰性になったことで安心してＳさんを受け入れた**ようです。

ところが、入院後のＳさんはどうも元気がなく食欲もありません。リハビリを受けようという意欲も、全く感じられません。

受け入れた病院のナースステーションでは、軽栄養食に切り替えて栄養補給をしなければならないという話が出始めました。

スタッフがそんな相談をしているさ中、悲劇が起こりました。Ｓさんが入院して１週間が経ったころの夜間、Ｓさんの容体が急変したのです。呼吸は浅く、脈が乱れ、意識がなくなりました。あっという間の容体の変化でした。

そしてＳさんは緊急処置の甲斐もなく、家族が駆けつける前に息を引き取りました。主治医の診断書には、死因として「多臓器不全」と書かれていました。

推測するところ、おそらくＳさんは、症状はほとんどなかったものの、コロナウイルスに感染したことで、感染によるダメージを体に受けていたのでしょう。

主治医は血栓症を疑ったようですが、入院から死亡までの期間があまりにも短く、精密検査を行う余裕さえありませんでした。

また、死亡後に病理解剖していませんので、血栓症の確定診断はできなかったようです。ただ、Sさんの場合、一つ悔いの残ることがあります。

それは、再三述べているように、入院患者へのワクチン接種がおろそかになっていたことです。もっと早くワクチン接種をしていれば、前の病院でのコロナ感染は防げたのではないでしょうか。

Sさんのような不幸な出来事は、どこの病院にでも起こり得ることです。高齢者は、ひとたび感染すれば、**重症化しやすく、死亡率も高い**のです。入院患者のコロナ感染を防ぐために、ワクチン接種が必要であることがこれでわかると思います。

3章

新型ウイルスは心臓へも直接いく

ここに注意すれば、接種後の突然死やショックから免れる

1

ワクチンの語源から学ぶ人類の血と汗と涙

2回の接種では収まらず、3回目、4回目が問題になっているコロナワクチンですが、今、我々人類はこの武器を頼りにして命をかけた戦いをくり広げています。

そしてこの戦いを少しでも有利にするためには、そもそも「ワクチン」というものは、どのようにしてできたものなのかを知っておく必要があります。

人類の歴史では、古代から天然痘が猛威を振るってきました。その後世界的に流行し、わが国でもかなりの犠牲者が出ていたと推測されています。

18世紀に入って、イギリスのエドワード・ジェンナーが、牛の乳しぼりの女性には天然痘の感染が起こらないことに気づき、その後、**牛痘を人体に接種して天然痘が予防できる**ことを発見しました。

乳牛の乳房に発生する痘瘡が特徴である牛の伝染病「牛痘」を、ラテン語で「ワクチン」と呼びます。これがワクチンの語源になっています。

ジェンナーが、使用人の息子ジェームスを抱きかかえて、その腕に種痘をする光景を描いた絵画は有名です。人類にとってのこの輝かしい医療の１ページを飾った画像は、今も多くの人々の目に焼きついているはずです。

＊ワクチンの特徴と種類

その後、ワクチンはめざましい進歩を遂げ、人類を感染症から救い続けてきています。現在用いられているワクチンの種類は、大きく分けて４種類あります。

・生ワクチン

これは、**ウイルスや細菌を弱毒化して作ったワクチン**です。

結核、麻疹、風疹、水痘、おたふく風邪、黄熱病、ロタウイルス感染症などの予防に用いられています。

・不活化ワクチン

ウイルスや細菌を無毒化して作ったワクチンで、病原性はなく、免疫を作るために必要な成分をワクチンに取り入れています。

ポリオ、百日咳、日本脳炎、インフルエンザ、Ｂ型肝炎、狂犬病などの予防に用いられるワクチンです。

・トキソイド

細菌が分泌する毒素を取り出し、その毒性を無毒化して作ったワクチンです。破傷風、ジフテリアなどを予防するために用いられます。

・遺伝子型ワクチン（ｍＲＮＡワクチン＝メッセンジャーＲＮＡワクチン）

ウイルスそのものは使わず、ウイルスが人間の細胞に入り込むときに使う突起（スパイクタンパク質）の**遺伝子情報だけをコピーして投与**し、あたかもウイルスが入り込んだようにして抗体を作り出します。今回の新型コロナワクチンは、ほとんどがこのタイプです。

2

コロナワクチンは個別接種で打つことが安全の秘訣

ワクチンを打つ前に問診が極めて大切であることは、前章で述べたとおりです。できれば、普段のかかりつけの医療機関で、ワクチンを打っていいか悪いかの判断を仰いだ上で打つのが、もっとも安全な方法です。

今までかかっている病院や診療所には、その**病歴を示すカルテが保存**されています。カルテには、今まで行った検査や治療のデータが残っていますから、担当医が診れば、個人の体の状態がつぶさに把握できます。

それを基に、医者は診察を進めていきます。ですから、ワクチン接種の場合にも十分な気配りができるはずです。

コロナワクチンに限らず予防接種を受けるとき、決められた会場に出向いて集団接種を受けることは、以前から慣例になっています。

我々は小学生のころから、種痘やBCG、さらにインフルエンザのワクチン接種などでずいぶん経験してきました。

しかし、健康状態に全く不安のない状態のときならともかく、過労で体が弱っているときやあるいは、何らかの原因によって心を病んでいるときもあります。さらに加齢とともに孤独な生活を強いられている環境で暮らしている高齢者もいます。

こうした人々にとって、広い会場に集められてワクチンの接種を受けることは、心と体に大きなストレスと負担をかけることが多いものです。

＊白衣高血圧というストレスもある

たしかに、強いストレスは体に大きな影響を及ぼします。

たとえば、高血圧症の中には、「白衣高血圧」と呼ばれていて、診察室で**医者の前に座ると緊張して、血圧が大きく変動する**ことがあります。

患者さんのうち、15～30％の頻度で起こるという統計もあります。つまり、病院で受診して、医者の白衣姿を見ただけで、その緊張と不安がストレスになり、血圧が20も30も高くなる人がいることは事実です。

普段、家庭でゆったりと余生を楽しんでいる高齢者にとっては、一堂に集められてワクチン接種を受けることは、この白衣高血圧と同じように非日常的な行動です。ですから、想像以上の緊張感を覚え、大きなストレスにさらされることになりかねないのです。

体にストレスが加わると、ストレスから身を守るために、副腎皮質からストレスホルモンと呼ばれるコルチゾールが分泌されます。

しかし、そのストレスがあまりにも強くなると、ホルモンが過度に分泌され、逆に体に悪影響を及ぼすことがあります。免疫力を弱めたり、あるいは心にうつ状態を起こさせたりします。

高齢者が過度に緊張感を覚えるような環境で、とかく副作用についてのうわさが絶えないワクチン接種です。そのストレスが、**血圧や心拍数に予期せぬ異常**を起こさせないとも限りません。

＊打つ打たないの判断を、患者さんの身になって

そうした突発事故を防ぐためにも、気心の知れた医者や看護師のいるかかりつけの医療機関で打つほうが安全です。

ここまで大量のワクチン接種後の死亡事故が報じられると、ストレスを感じやすい患者さんは逃げ腰になりがちです。「ワクチンを打つか打たないかの判断は、ご自分

の意思で決めてください」と言われてしまうことになりかねません。

しかし、医者と患者の間の信頼関係が深まると、そのような会話は聞かれなくなるはずです。ワクチン接種は、人の命を天敵から守るために打つ予防接種です。そのワクチンで、患者の一命を失うようなことは絶対に避けたい、それは医者の立場として、当然すぎるほど当然のことなのです。

少なくとも私は、ことワクチン接種に関してあいまいなアドバイスをしたことはありません。打つべきか、やめるべきか、患者が判断できる言葉をはっきりと口にするようにしています。

3

ワクチンの副作用を予見するための三種の神器

ワクチン接種の鉄則は、**体が絶好調のときに打つ**ことです。そのためには、人に頼らず、まず自分で体調管理をしっかりすることです。その手助けになるのが次の三種の神器です。

①血圧計＝ワクチン接種後の死亡例では、クモ膜下出血や脳出血などの脳卒中、急性心不全や心筋梗塞などの心臓疾患など、血圧に関する疾患が圧倒的に多いのです。

したがって、血圧が安定しているときに受けることが肝心です。そのためには血圧計は欠かせない神器です。

②テステープ＝これは、尿検査をするときの簡便な試験紙です。尿中の糖、タンパク質、ウロビリノーゲン、潜血、ペーハーなどを調べることができます。

糖尿病や腎疾患、肝臓病など、基礎疾患のある人が、その状態を自分でチェックするのに役立ちます。もし、このテステープに異常反応が出た場合には、**かかりつけ医に相談**してから接種を受けたほうが無難です。

③パルスオキシメーター（血中酸素濃度計）＝指先に、洗濯バサミのようなクリップを挟みます。皮膚を通して、血管を流れる血液中の酸素濃度を測定します。

赤血球に含まれる酸素を運ぶヘモグロビンが、どのくらい酸素と結合しているかを調べることができます。

この場合、通常の正常値は、96〜99%です。それが95%を切ると呼吸不全が疑われます。また、90%を切ったときは、ワクチンを受ける前に酸素吸入などの治療を受ける必要があります。

入院病棟などでは、患者さんの容体をチェックするために汎用《はんよう》されている医療機器の1つです。

コロナ感染症では、呼吸器に異常を来たすことが多く、**肺の状態が正常に保たれているかどうか**を見極めることが極めて大切です。

また、コロナワクチンの副作用として、血栓症などの血管系の副作用が現われることがわかっています。したがって、呼吸器や循環器などが正常に働いているかどうかを見極めておくことが必要です。

三種の神器の中では、このパルスオキシメーターが一番高価なようですが、家庭用の手軽なものもあります。とくに肺に持病のある方に、活用していただきたいと思います。

4

アナフィラキシーショックの予防法

ワクチン接種でもっとも避けたい副作用が、アナフィラキシーショックです。コロナワクチンに限らず、すべての薬剤やワクチンには、その発生頻度に差があるにしても、必ずといっていいほど、このアナフィラキシーショックが潜んでいることを覚悟しておかなければなりません。

アナフィラキシーとは、体にアレルギー反応が起こったときに使われる言葉で、「無」を意味するギリシャ語「アナ（ana）＝接頭辞語」と「防御」を意味する「フィラキシー（phylaxis）」という言葉からきています。

つまり、体が異物によって感作《かんさ》（反応性が増加）され、敏感になっているところに、再び**異物が侵入して激しい反応が起こり、全身の臓器を傷つける**反応のことをいいます。

その反応がさらに激しくなると、ショック症状に陥り、生命が脅かされることになります。これをアナフィラキシーショックと呼んでいます。

今では、アナフィラキシーという医学用語は、全ての薬剤やワクチンの副作用に用いられ、**体内に起こる重いアレルギー反応**に対して広く使われるようになりました。

＊ショックを起こしたときの体の変化を十分に理解しておこう

もう1つ理解しておかなければならないことがあります。

それは、ショックという言葉の重さです。

アナフィラキシーとアナフィラキシーショックでは、生命を脅かす度合いに大きな差があります。ショックという言葉がつくと、生命は非常に危険な状態に陥ったことを意味します。

ショックという言葉は、精神的ダメージなどにもよく使われますが、いったいどんなことが原因で発生するのか、医学的な観点から少し詳しく考えてみます。

ショックとは、体に何らかの大きなストレス（侵襲・刺激）が加わり、そのために重要臓器や体を構成している37兆の細胞が代謝異常に陥り、生命が危険にさらされる急性の症候群のことをいいます。

その原因によって、大きく4つに分けられます。

①循環血液量減少性ショック

これは、文字を見てわかるとおり、**体の中を流れている血液の量が極端に減少**したときに起こるショックです。たとえば、大量出血、脱水、熱傷、外傷などで起こります。

②血液分布異常性ショック

体内で起こった大きな病的変化により、自律神経系に異常を来たし、体内の血管が拡張し、血液分布が不均衡になるために起こるショックです。たとえば、敗血症、アレルギー疾患、アナフィラキシー、脊髄損傷などで発生することが多いのです。中でも敗血症性ショックがもっとも多く、アナフィラキシーショックもこの分類に属するショックです。

③心原性ショック

このショックは、**心臓の機能が低下**し、全身に血液を送り出すポンプの働きが弱まって起こるショックです。たとえば、心筋梗塞、弁膜症、不整脈、心筋症などで起こります。

④心外閉塞・拘束性ショック

心臓以外の臓器の異常によって逆に心臓のポンプとしての働きが低下して起こるショックです。たとえば、心タンポナーデ、心膜炎、肺塞栓症、気胸などで起こります。

＊アナフィラキシーショックを防ぐための9ヶ条

これらのショックは、突発的に起こることが多く、完璧に予防することは困難です。しかし、予防法が全くないわけではありません。

次のようなことに注意して、ワクチン接種でアナフィラキシーショックが起こる危険性を減らすことができます。

①体調に自信がないときは、ワクチン接種は延期する。
②過去に別のワクチンを打って副作用があった人は打つのを見合わせる。
③食物アレルギーが続いている人は、抗原・抗体検査を受ける。
④過労が著しいときは接種を控える。
⑤深酒、二日酔いで肝臓が弱っているときは打たない。
⑥薬を飲んでいても、血圧や脈拍が安定しないときは打たない。
⑦強いストレス（対象喪失など）が続いているときは打たない。
⑧エキサイティングに夫婦げんかをしたときは打たない。
⑨熱が**37度以上あるとき**は打たない。
⑩風邪は万病の元、咳や痰や熱が出ているときは避ける。

5

セカンドオピニオンで意見が分かれたときは接種をやめる

これは、実際に私が経験した例です。

50代後半の介護士Ｃさんは、ダブルワークで２つの医療機関で働いています。長く勤めているのは主として療養型の病院で、私のところには、週に１、２回パートで手伝いに来ています。

そのＣさんが、自分の勤めている病院で１回目のワクチン接種を受けましたが、その翌日の夜、突然40度の高熱を発し、激しい息切れと全身の倦怠感から自宅で倒れてしまいました。

じつは、彼女には**気管支ぜんそくの持病があった**のです。彼女は、明らかにワクチン接種の副作用だと気づきました。そこで病棟の師長に連絡をとり、２日間の休みをとって安静にしていたところ、ようやく熱が下がりました。

それから、２週間ほど後、私のところへ手伝いにきてくれました。そして、ワクチンの強い副作用で苦しんだ話を師長にし、師長を通して私に相談してきました。それは、2回目のワクチン接種を受けるべきかどうかという迷いを払拭《ふっしょく》するために私の意見を聞きたいと思ったようです。

私は直ちに、2回目のワクチンを中止するようにというアドバイスをしました。なぜならば、呼吸器疾患という持病があり、明らかにワクチンに対する反応が強かったからです。

そこから考えて、2回目を受ければ、**さらに強い症状が出る可能性**があることを、私はいくつかのデータを見ながら説明しました。

しかし、彼女の迷いは消えません。なぜならば、職場では、職員の大半が、半ば強制的にワクチン接種を受けるように医師や上司から指示されている様子だったからです。

私の、中止したほうがいいという言葉は少し強すぎたのかもしれません。彼女は翌日、ワクチン接種のときの問診を担当している女性の医師に事情を説明しました。高熱を出したこと、2回目も同じことが起こるのではないかという不安があることを訴え、ワクチン接種を辞退したいと申し出ました。

しかし、彼女の話を聞いた医師は、ワクチン接種のために**人数分発注してしまっている**ことを理由に、その訴えを一蹴しました。熱や倦怠感にしても、いっときのことで心配はいらないという一点張りで、Ｃさんの訴えに耳を貸そうとしません。

そのときは踏ん切りがつかず、あいまいな返事をして引き下がりましたが、２人の医者の意見が真っ向から対立していることで、彼女の不安は大きくなるばかりでした。

しかし、私としては放置しておくわけにはいきません。彼女はとても気立てがよく、患者の受けも抜群の優秀なスタッフです。こんなに素晴らしい女性をワクチン禍で苦しめたくありません。そこで最後の手段に訴えました。

当直をしている彼女をインターホンで呼び出し、私は語気を強めて諭しました。

「私の言うことを聞きなさい。無理にワクチンを打って倒れたらどうするの？」

「来年の誕生日に、優しい旦那さんが買ってきてくれるケンタッキーのバーレルを、親子３人で囲み、肩を寄せ合うようにして食べられなくなるよ」

「そんなことになったら、残された旦那さんや娘さんはどんなに哀しむことになるか、想像もつかないでしょう？」

「えっ！」と彼女は驚きの声を上げ、「どうして先生はケンタッキーのことを知っているのですか？」と聞き返しました。

「そりゃぁ、私は地獄耳だから、従業員のことは何でも知っているよ。君が旦那さんをどんなに愛しているかもお見通しなんだよ。その愛する夫のためにも死んじゃダメだ。絶対に**2回目のワクチン**はやめなさい」

「私も相当のヤブだが、君の上司の医師も私に負けず劣らずのヤブだよ。同じヤブなら、竹やぶに囲まれた診療所で患者を診ている私のほうが少しは根性があるかもしれない」

「何も怖がることはない。キッパリと断りなさい」

「もしそれが原因でいにくくなったら、私が君のことを引き取る」

「だから心配しないで大切な命を守りなさい」

「先生ありがとう。これで勇気が出ました。明日断ります」

そう言ってCさんは声を弾ませてインターホンを切りました。

翌日、彼女は病棟師長にきっぱりと断り、同僚たちが高熱にうなされて休みを取っているさ中、彼女だけは、潑剌《はつらつ》として病棟を飛び回っていたようです。もちろん、大好きな家族とケンタッキーのバーレルを囲み、前倒しの誕生日を3人で楽しむことを忘れませんでした。

このように、**ワクチン接種については、医師の意見が分かれる**ことがよくあります。テレビなどに出演されるコメンテーターの医師たちは例外なく「ワクチンを打て打て」と連呼します。感染のリスクよりはるかに低いワクチンのリスクは気にせず、ワクチン接種の恩恵を受けるべきだと力説しています。

しかし、「焦るな、慌てるな、冷静に構えよ」と叫ぶ、私のような少数派の医者がいることも、忘れないでほしいのです。

6 勤務医の息子はモルモットになる覚悟でワクチンを打った

友人Bさんの息子さんは、50代の勤務医です。彼は、多少不整脈の持病があるので、私と同じ開業医のＢさんは、息子のワクチン接種をやめるように、アドバイスしました。

しかし、Ｂさんのアドバイスにうなずきながらも、最後は無視し、大学勤務の医師として感染予防のためのワクチンを受けました。

Ｂさんが懸念したとおり、息子さんは**ワクチン接種の翌日39度の高熱**を出し、下半身に蕁麻《じんま》疹《しん》のような発疹が現われました。強い倦怠感にも襲われたのですが、息子さんはその症状に耐えて勤務を続けました。

これらの症状は3日ほどで消えたのですが、2週間後、夕食の後に、突然40度の高熱を発し、腹痛を訴えて寝込んでしまいました。さすがに不安を覚えた彼は、翌日、勤務先の大学病院でＰＣＲの検査を受け、陰性であることを確認した上で治療を受けました。

再度の副作用に驚いたＢさんは、1週間後に迫った2回目のワクチン接種を絶対に受けないようにと忠告しました。しかし、声を荒げて必死に説得したにもかかわらず、「ワクチンの精度を高めるために、モルモットになるのも医者になった宿命だ」と言わんばかりに反発、がんとしてＢさんの説得に耳を貸そうとしませんでした。

結局彼は、あらかじめ抗アレルギー薬と解熱鎮痛剤を服用して、２回目のワクチンを接種しました。なぜ、彼は命の危険を冒してまでワクチン接種にこだわったのでしょうか。

それは、大学の外来診察にはワクチンでの予防が不可欠だったからでしょう。また、関連病院への出張診療には、ワクチン接種が義務付けられていたというのも理由の１つだったようです。

とはいえ、危険を冒してまで病院の規則に従おうとする彼の意志の強さに、私は感服するばかりでした。

私は、友人Ｂさんの、今にも泣き出しそうな声を聞きながら、今では遠い記憶の中にしか生きていない第二次世界大戦のことを思い浮かべていました。国のために命を落として逝った、戦時中の若き学徒の姿を重ねてしまったのです。

改めて、日本人はなんと、**使命感と義務感の強い民族**なのだろうかと思い、思わずため息が出ました。

Ｂさんの息子さんのような若き医師たちの命を守るためにも、１日も早く、副作用のないワクチンの開発が進み、安全なワクチンの完成のときが来ることを祈るばかりです。

7

若手医師たちが怯えるコロナウイルスの心臓と血管への感染

大学病院で働く若手医師たちは、コロナワクチンには注意しなければならない未解決の副作用があることを熟知しています。それでも、ワクチンを打つ決断をする理由がほかにもあるのです。

それは、新型コロナウイルスには、今まで世界の学術論文で報告されていた情報よりも、さらに**驚異的な感染力がある**ことが次第に明らかになってきたことです。

大学病院では、コロナ感染の疑いのある患者を診察する発熱外来に、交代で診察に当たることを義務付けられています。

この診察には常に感染の危険が付きまといます。しかし、大学病院の使命を考えると、たとえ命の危険を覚えたとしても、感染を防ぐ重装備で患者と向き合うことは避けられません。

患者を診察していると、コロナウイルスに感染して入院中の肺炎のレントゲンの画像が、若手医師たちの脳裏にしばしば浮かびます。

その肺炎の画像は「凄まじい」の一言に尽きます。今までの経験でも見たことがないほどの画像です。肺全体を覆い尽くす真っ白な影を見ていると、**コロナにだけは感染したくない**と恐怖を覚えます。

こうしてコロナ感染と奮戦中の若手医師たちをさらに不安に陥れているのが、コロナウイルスの新しい情報です。

＊新型コロナウイルスは心筋細胞を直撃する

それは、コロナウイルスが心筋細胞を直撃するというものです。

この事実を突き止めたのは、ドイツのフランクフルト大学の研究チームです。

コロナ感染がまん延し始めたころ、コロナウイルスはまず肺を直撃し、重篤な肺炎を起こす、それが原因となって、炎症が心臓や他の臓器に拡大すると考えられていました。

しかし、同研究チームによると、ウイルスは感染すると、肺だけではなく心臓を直撃することが証明されました。心筋には、ウイルスの受容体ＡＣＥ２が存在します。この部分から、心筋細胞内にコロナウイルスは侵入し感染を起こします。

今では、心筋中に含まれる心臓収縮に働くトロポニンというタンパク質を測定することにより、その数値の上昇を確かめることで心筋炎の発症を診断することができます。

＊さらにコロナウイルスは血栓症を引き起こす

コロナウイルスは、心筋細胞を直撃するだけではありません。その後の研究で、全身の**血管そのものに直接感染症を起こす**ことも明らかになりました。

血管の細胞がウイルスによって冒されると、その血管を修復するために、血液成分の白血球や血小板が集まってきます。そして血栓を作ります。この血栓が大変厄介な存在で、体の至るところに余病を引き起こします。
血管壁から剝《は》がれた血栓は、肺に飛ぶと肺塞栓症、**心臓の血管に詰まると心筋梗塞**、**さらに、脳梗塞**を引き起こします。また、全身の血管にエコノミークラス症候群のような血栓症を発生させ、組織の壊死《えし》を引き起こすこともあります。

それだけではありません。川崎病といわれている小児に多い血管の病が、コロナウイルスの感染でも起こることがわかってきました。

これらの事実を見ただけでも、新型コロナウイルスが想像以上に危険な病であることがわかるはずです。

こうした医学的エビデンスを知る度に医師たちは、自らのコロナ感染について、今まで以上の感染防御が必要なことを認識します。

未だコロナウイルスの増殖を阻止する特効薬は見つかっていません。ワクチンが唯一の人類の武器です。

その思いが、若手医師たちに、ワクチン接種の決断をさせる根拠になっているのです。

8

アメリカCDCが神経を尖らせるワクチンの副作用

アメリカのジョージア州、アトランタに、保健福祉省所管のCDC（アメリカ疫病予防管理センター）があります。CDCは２０２１年６月に入って、ワクチン接種後に心筋炎や心膜炎を発症することがある事実を公表しました。

CDCは、ワクチン接種後、心筋炎や心膜炎の症状を示した１２２６人の人々の中から抽出した３２３人を詳しく調査しました。その結果、心筋炎を起こした人は**10代から20代の男性**に多く、その発症は、２回目のワクチンを接種してから多発しています。

アメリカではすでに、ワクチン接種が3億回に達していて、その発症率は、１００万回当たりにすると、12・6例程度であると分析しています。

＊なぜコロナウイルス感染と同じ心筋炎が接種後に起こるのか

ＣＤＣが公表した調査結果を見て、疑問を抱く人が多いのではないでしょうか。それは、コロナウイルスの感染とワクチンの副作用がなぜ同じなのかという疑問です。

前項でご紹介したように、ドイツの研究チームによると、新型コロナウイルスは**心臓の心筋細胞に直接感染**を起こします。その一方でワクチンも心筋細胞に働いて心筋炎を起こします。

しかし、コロナウイルスとワクチンの２つの間には直接の関係はありません。

コロナワクチンは、コロナウイルスのメッセンジャーＲＮＡ（ｍＲＮＡ）などによるウイルスのコピーでできている遺伝子型のワクチンです。

従来型の生ワクチンのように、病原体を弱毒化したり無毒化したりして作られるワクチンとは違い、完成したワクチンの中には、新型コロナウイルスの細胞のかけらもないはずです。

それがどうして、ウイルスとワクチンが同じ副作用を起こすのでしょうか。あるいは、ひょっとして、設計図が同じコピーであるために、ウイルスのよくない性質までコピーされている可能性はないのだろうかという疑問がわいてきます。

いずれにしても、診療に携わる医師にとっては、少しでも首を傾げるような問題については答えを追い求めながら、ワクチン接種を進めていきたいものです。

＊油断のできない心臓疾患

ちなみに心筋炎は、多くは安静にしていれば大事に至らないと言われています。しかし手当てが遅れると不整脈や心臓の収縮不全を起こし、命にかかわることもありますから油断はできません。

昔から「肝《かん》心《じん》要《かなめ》」という言葉があるように、肝臓と心臓は生命を保つためになくてはならない臓器です。また、「肝心」は「肝腎」とも書きます。ですから、**肝臓、心臓、腎臓がいかに大切な臓器なのか**ということを昔の人もよく知っていたのでしょう。

たった1つしかない心臓です。その心臓にウイルス感染やウイルスワクチンが原因の炎症が拡大することは、何が何でも防がなければなりません。

9

3回目接種前に、抗体検査を積極的に受けよう

コロナワクチンは、１回目の接種をしてから**3週間後にもう一度接種する**ことになっています。

ただし、ワクチンの種類によって接種方法が違い、医療従事者や65歳以上の高齢者に用いられたアメリカファイザー社のワクチンは、最長６週間間隔を開けることができます。

ワクチンは、１回目の接種だけでは抗体ができる確率が十分ではなく、２回打つことが必要です。

厚労省の調査では、２回目のワクチンを打った７日後から抗体ができ始めることがわかっています。２回目の接種から2週間も経てば、抗体形成はほぼ確実になると考えられています。

ワクチンのこの効力によって、コロナ感染は、１００％ではありませんが、かなり

の確率で予防することができます。また、**たとえ感染しても、重症化を防ぐ効果**があります。

さて、そのワクチンの持続期間ですが、２回目の接種からでは、ファイザー社のワクチンでもモデルナ社のものでも6か月であることが、臨床研究でわかっています。ただし、ワクチン接種後の抗体のでき方には個人差がありますから、ワクチンを打ってもコロナウイルスに感染したという報告もあります。

したがって、各人が個別に、接種後どれくらいの抗体ができているかということを検査しておくことは、感染予防のために大変役立ちます。抗体検査は、血液を採取するだけで簡単にわかります。

現在、まだ保険適用にはなっていませんから自費になりますが、２０２１年現在、原価は１８００円程度ですから、かかりつけ医に相談して検査してみてください。

＊3回目以降のワクチン接種は、変異株にも有効か？

２０２１年8月から、3回目のワクチン接種が各国で次々と計画されています。

イスラエル、イギリスに次いで、アメリカが9月から実施すると決めたようです。

わが国でも、2回目接種から8か月後を目安に、3回目の接種を始めるという報道がありました。その主な原因は、コロナの変異株、とくに**インド型のデルタ株が猛威を振るっている**からに他なりません。

東京の場合には、すでにコロナの90%以上が、このデルタ株に置き換わっていると推測されています。２０１９年、コロナのパンデミックが発生した当時はイギリス型のα型変異株でしたが、すでに何世代にもわたってコロナは変異を繰り返し、その勢いはとどまるところを知りません。

さて3回目以降のワクチン接種ですが、私は接種を受ける前に抗体検査を受けることをお勧めします。検査の結果、抗体が十分にできている場合は、もちろん再接種の必要はありません。ワクチンの副作用を考えると、変異株が流行する度にワクチン接種するのではとても安全は保てません。

ワクチンを再接種する必要があるのかないのか、抗体の存在を確かめて打つようにするのがあなたの命のためです。

10

接種した翌日、翌々日に発熱する

いろいろ論議のあった２０２０東京オリンピックも、何とか終わりましたが、その華やいだ世紀の祭典の陰で、新型コロナウイルスの猛威はなかなか衰退する気配を見せませんでした。

９月中旬に入って、関東３県の感染者数は減少傾向とはいえ、まだまだ予断を許しません。

どこまでこの感染の勢いが続くか見当がつきませんが、何はともあれ、めまぐるしく変わる感染状況には、しっかりとアンテナを張って状況を見定めなければいけません。ウイルスの勢いが低下しないと、**感染予防や日常生活にも不安がつのる**一方です。

さらに、唯一、現在頼りにしなければならないワクチンの情報についても、正しく把握しておく必要があります。次に、その一例を挙げてみます。

＊変異株の急増と同時にワクチン接種後の症状にも大変化

モデルナワクチン接種後の発熱に関して厚労省は、7月25日付で新しい見解を公表しました。

それによると、接種を受けた自衛隊員6200人のうち、**4人に3人が発熱し、中には40度にも達した隊員がいた**といいます。以下、1回目、2回目の各々の発熱とその他の症状を列記してみます。

①1回目の接種で37・5度以上の発熱をした人は、接種の翌日で4・7%、翌々日で2・2%でした。

もう1つの症状の倦怠感に関しては、翌日は20・9%、翌々日で14・1%でした。

②2回目の接種では、発熱をした人は、翌日が75・7%で翌々日が22・3%でした。
そして倦怠感に関しては、翌日が84・7%、翌々日が47・6%でした。

＊接種2回目のほうが、はるかに副作用が強い

このデータを見てもわかるとおり、1回目より2回目のワクチン接種のほうが、熱

を出す人が圧倒的に増えています。

接種した翌日は16倍、翌々日は10倍もの人が熱を出しています。

倦怠感に関しても、翌日は４倍、翌々日は３倍という高い数値です。健康管理が行き届いていると思われる自衛隊の人たちでも、ワクチン接種によってこれほどのダメージを受けます。

これが高齢者や基礎疾患のある人ならば、どんな症状が出るのだろうかと思うと不安になります。

このデータが出るまで、発熱に関しては、熱を出す人は数％に過ぎないと言われてきました。しかも、発熱は１日か２日で収まるとも言われてきましたが、その情報が出された後、わずか数か月ですっかり状況が変わってしまいました。

この先、ワクチン接種はまだまだ続行されるでしょう。今まで接種を終えた国民は、医療従事者４００万人、高齢者２９００万人、合計３３００万人程度です。

ですから、わが国の人口１億２６３０万人（２０１９年）のうち、**残りの約８２００万人（11歳以下の小児１１００万人を除く）が、この先接種を受ける**ことになります。

今後、副作用の不安がなく、**無事に接種を終える**ために、国民１人１人が、健康管理をする必要があります。そして、ワクチン接種に関する最新の国際的な医療情報にアンテナを張り、気配りを怠らないようにしなければなりません。

4章

基礎疾患のある人は早く、持病のある人は慎重に接種する

健康不安のある人は、
ワクチンを打つべきか
控えるべきか

1

多病息災時代の安心なワクチンの打ち方

基礎疾患と持病の注意すべき違いについては、すでに2章で指摘しましたが、ここで改めて詳しく、３回目接種の可能性も出てきたワクチンとの関係において、まかり間違えば命が危うくなる留意点を説明しておきたいと思います。

かつては、無病息災がもっとも理想的な生き方だと言い伝えられてきました。しかし、長生きをする時代になると、**１つや２つの病気は当たり前**、病とつきあいながら生きていかなければならなくなります。

一方では、一病息災という言葉もあります。病気を１つくらい抱えているほうが医者とつきあう機会が多くなり、体のチェックができるので、むしろ健康に自信を持ちがちな無病息災より長生きできるのではないかという考え方です。

ところが、人生１００年時代を迎えた今、一病どころか、いろいろな持病を抱えて暮らしている人が増えています。

血圧が高く血糖値も高い、あるいは、痛風がある、リウマチが治らないなどに加えて、季節ごとに花粉症に悩まされアレルギー性鼻炎の薬が手放せないという人もいます。

それだけではありません。不眠症や慢性の便秘症、逆に消化不良による下痢など、数えきれないほどの健康上の異常を抱えている人も少なくありません。まるで病気のデパートと言われるくらい、いろいろな薬を毎日飲まなければならない人もいます。

とはいえ、そういう人たちを見ていると、決して不健康というわけではなく、病気と上手につきあいながら、それなりに**健康長寿の人生を全うして、目指す１００歳に到達する人**も増え続けています。

ですから、今や、病気を５つも６つも抱えていたとしても怖がることはありません。上手にそれらの持病とつきあっていけば、病気で命を脅かされるほどの状態に陥ることは少ないと思います。

ただし、２０１９年来パンデミックを引き起こしている新型コロナウイルスとのつきあいは、今持病としてつきあっている病気とは違い、気をつけなければならないことがたくさんあります。

2

基礎疾患と持病の違いをしっかりと認識しておこう

基礎疾患という言葉は、マスコミの報道などでもよく耳にすると思いますが、どんな病気を指しているのか、よく理解しておくことが必要です。『広辞苑』をはじめとする辞書類をひもとくと、次のように理解できます。

体にある異常が発生し、その異常のために、慢性的な不調あるいは病が持続的に起こっている場合、その原因となっていた異常が、基礎疾患です。

少し理解するのに大変かもしれませんので、例を挙げて説明しましょう。

たとえば、血圧が高いという状態（異常）が体の中で起こったとします。生まれつき**体質的に血圧が高い人**もいます。これは遺伝による体質ですから、簡単には治らないかもしれません。

あるいは、成人に達した後に、精神的なストレスとか、あるいは体の不調のために血圧が不安定になり、高血圧という状態が続くようになることもあるでしょう。

そしてやがて、この異常が原因で、「高血圧症」という治療を要する状態に陥ることがあります。また、この異常が原因で**心臓疾患や脳疾患、あるいは腎臓病などが発生する**ことがあります。この場合、今挙げた病気は「慢性疾患」、そしてその原因となった高血圧が「基礎疾患」ということになります。

ちなみに、英語では「基礎疾患」のことを「underlying disease《アンダーライング・ディズイーズ》（基礎をなす病気）」、慢性疾患のことを「chronic disease《クロニック・ディズイーズ》（長く続く疾患）」と言います。この英語の表現のほうが、じつにすっきりと2つの体の異常状態の違いを、上手に表現していると思われます。

chronic disease（慢性疾患）は別名「持病」ともいいます。この言葉のほうが、今抱えている病気を的確に理解する上でピンとくるかもしれません。医療関係者も、患者さんにはこの言い方で説明することがよくあります。

＊できるだけ早く打たねば、という思い込み

今行われているワクチン接種に当って、基礎疾患のある人は、できるだけ早くワクチンを打つべきだと言われています。万が一コロナに感染すると重症化しやすく、死亡率が高くなる恐れがあるからです。

そこで、もう一度、先ほど述べた基礎疾患と持病の違いを確認してみていただきたいと思います。患者さんたちの中には、日常的に治療している病気はすべて基礎疾患だと思い込んでいる人が多いように見受けられるからです。

その結果、基礎疾患ではなく持病のある人が、安全のために、自分はできるだけ早くワクチンを打つべきだと思い込んでいるように思えて仕方がないのです。

しかし、よく考えてみてください。ただ血圧が高いというだけであれば、それは基礎疾患ですから、ワクチン接種はコロナ感染予防のために有効です。

しかし、その高血圧が、**高血圧症と呼ばれる慢性疾患**になり、高血圧症がさらに心臓や腎臓、あるいは脳などに余病や合併症を起こしている場合には、一律にワクチンを打つことは危険です。

くり返すようですが、**血圧が高いだけならワクチンを打つ対象**になります。しかしそのために、脳梗塞や心不全あるいは腎不全などの合併症が発生している場合には、ワクチンを打つべきかどうか、それを慎重に考えなければなりません。

その判断は、かかりつけ医に任せるべきです。自己判断だけでワクチン接種をしてはいけません。

3

血圧の高い人が接種するときやめるべき薬

血圧の薬を飲んでいる人は、少なくないと思いますが、ワクチンを打つときに、その前後３日間ほどは、服用をやめなければならないものがあります。その一つが成分にβブロッカーが入っている薬です。

βブロッカーには、交感神経を抑制して心臓の働きを和らげる作用があります。それによって心拍数が減少して血圧が下降し、心不全の症状が改善されます。高血圧や不整脈などにも汎用される薬です。

しかしワクチン接種時には、一つ注意しておかなければならない問題があります。

あまり考えたくないことですが、ワクチン接種をして万が一アナフィラキシーショックが発生したとき、よく使われている**アドレナリン（ボスミンとも呼ぶ）の作用**を、弱めてしまうことがあるからです。

したがって、ワクチンの副作用を治療するのに支障を来たすβブロッカーの成分が含まれた薬は、服用を避けたほうがいいということになります。

＊バイアスピリン、ワーファリンには注意

高血圧症、動脈硬化症、心臓疾患、あるいは脳卒中後遺症など、高血圧症によって発症する合併症に対しては、その治療や予防のために、いわゆる血液をサラサラにする働きのある薬を、同時に他の降圧剤と一緒に服用することがよくあります。

この血液凝固に関与する薬も、ワクチンを打つときには一時中止したほうがよいとされています。

なぜなら、ワクチン接種後の突然死として多発する脳卒中や心臓疾患を防ぐために、

こうした**血液の凝固に関係する薬は、避けたほうがよい**と考えられているからです。

今使われている血液をサラサラにする薬として代表的な薬には、次のようなものがあります。

①抗血小板薬としてのバイアスピリン＝この薬は、血小板の血液凝固作用を抑制して血液が血管の中をサラサラと春の小川のように流れるために用いられる薬です。しかし、万が一、脳や心臓で出血が起こったときは取り返しのつかない状態になりかねません。

②抗凝固薬としてのワーファリン＝今では、心筋梗塞や脳梗塞などの後遺症に対する薬としてなくてはならない薬です。しかし、血液凝固を防ぐという作用機序から考えると、万が一アナフィラキシーショックを起こしたときには、その治療に重大な影響を及ぼす可能性があります。

④

糖尿病の人は、合併症の有無をチェック

慢性疾患として糖尿病を患っている人は、コロナ感染を受けやすく、また感染すると重症化しやすいとも言われています。したがって、国の方針としては、**血糖値の高い人はワクチンを打つべき**だという方針ですが、合併症などがある場合には慎重を期さなければなりません。

そのワクチン接種の目安になるのが、ヘモグロビンＡ１ｃ（エーワンシー）という指標です。

＊ヘモグロビンＡ１ｃの数値の正常がその目安になる

ヘモグロビンは、血液中のブドウ糖と結合してグリコヘモグロビン（糖化ヘモグロビン）という形として血液中に存在しています。ヘモグロビンの中でこの糖化したものがどれくらいあるかを示すのが、ヘモグロビンＡ１ｃという指標です。糖尿病にな

ると、この糖との結合の度合いが激しくなり、ヘモグロビンの中のA1cが急増していきます。

この物質が、糖尿病の進行状況を測定する目安として使われているのです。正常値は5・9%以下です。それが**糖尿病予備軍になると6・0~6・4%の範囲内で変動**します。そしてさらに6・5%以上になった場合には、治療を必要とする糖尿病の可能性があるので、食事療法や薬物治療を行うことになります。

ヘモグロビンA1cが、8とか10%など異常に上昇している場合には、数値が正常値に下降するまで治療した上で、ワクチン接種を受けたほうが無難かもしれません。いつまでも値が正常に戻らないときには、かかりつけ医の指導を受けるべきです。

5

脂質異常症のある人は動脈硬化を防ぐ食事療法が先決

コレステロールや中性脂肪の数値が高い場合には、脂質異常症と呼んでいます。この2つの物質が体内で増えていくと、動脈硬化が進行し、血管がもろくなります。それが引き金となって、脳卒中や虚血性心疾患などを起こすことになります。

したがって、血管をいつまでも若々しく保つためには、これらの物質を正常値に抑える必要があります。

私の患者さんに、中性脂肪が異常に高く、薬を飲んでも効かない女性の患者さんがいます。中性脂肪の正常数値は、30から１１７㎎／dl（日本臨床検査標準協議会、２０２1年2月2日更新。以下同じ）ですが、彼女の場合は多いときは４５０くらいあります。

その原因は、食生活にあることが明らかです。彼女は70歳をすぎた今でも1日に3回ケーキを食べる習慣があります。もう何十年も、その食習慣が続いているといいますから、中性脂肪やコレステロールの数値が上昇し続けるのは当然かもしれません。ちなみに、**日本人の総コレステロールの正常値は１４２から２４８㎎／dl**です。

脂質異常症が疑われる場合は、これらの成分の他に、血液中の俗に悪玉コレステロールと呼ばれている成分も調べます。医学的にはＬＤＬ（低比重リポタンパク）の数値を調べます。正常値は65から１６３㎎／dlですが、正常値を大幅に超えている場合には、動脈硬化が進んでいる可能性があります。

こうした脂質異常症の場合には、ワクチン接種の適用があるかないか、打つ前に専門医の判断を仰いだほうがいいでしょう。

6

ＢＭＩ30以上の人は、とくにコロナ感染に気をつけよう

ＢＭＩはBody Mass Indexの略です。国際的な肥満の指標としてしばしば使われます。その計算方法は「体重（kg）を身長（ｍ）×身長（ｍ）で割る」です。

たとえば身長1・6ｍ、体重60kgの場合のＢＭＩは23・4です。

日本肥満学会の基準によるとＢＭＩ18・5未満は低体重（やせ）、18・5以上25未満が普通体重、25以上が肥満となっています。

肥満が高じると中性脂肪が増え、さらにＬＤＬ（悪玉コレステロール）が増えてきて動脈硬化が起こりやすくなります。厚労省は**肥満の人にワクチン接種を勧めます**が、それは肥満の人はコロナ感染に弱く重症化しやすいからです。

したがって、コロナ感染やワクチン接種の観点からも、標準体重を保つように努力

したいものです。

7

不整脈の持病がある人は血栓症に注意

今挙げた基礎疾患、その基礎疾患から持病に移行した病気は、極めて多く見られますから、誰もが注意を払わなければなりません。

さらに、その他の「持病」の中で気をつけなければならないのは不整脈です。

そこで、不整脈について、そのワクチンを受ける場合に注意しなければならない重要事項を説明します。不整脈は「脈が乱れる」という現象ですが、健康な人でも体が不調に陥ったときには起こりやすくなることがあります。

たとえば、睡眠不足、過労、精神的ストレス、あるいは**アルコールやカフェインの過剰摂取**でも、一時的に起こります。しかし、この場合は、その原因が消えると不整脈はなくなり正常な脈に戻ります。

それが、いつも脈の欠滞が起こるようになる場合には、不整脈が持病になっていることが多いので気をつけなければなりません。

持病化する不整脈の中で非常によく見られるのは心房細動です。心臓は、上の２つの心房と下のほうにある２つの心室と、４つの部屋に分かれています。それぞれに、右心房、左心房、右心室、左心室と名前がついています。

そのうち、右の心房にある洞結節という部分から弱い電気が自動的に発生し、その電気信号によって、４つの部屋が動いています。

ところが、右心房の筋肉の一部が細かくけいれんするようになることがあります。

そうすると、洞結節以外からも、自分勝手に心臓全体に電気信号が送られ始めます。

心臓の動きは不規則になり、脈が乱れます。

その原因として、加齢によることが多く、**年をとると誰でも、心房細動を起こしやすくなる**ことを考えておかなければなりません。その他、高血圧や糖尿病などがこの不整脈の原因になることもあります。

また、次のような病気の合併症として、心房細動が持続的に起こりやすくなります。

たとえば甲状腺機能亢進症や肺気腫など、慢性の肺疾患、腎疾患、心臓弁膜症、心筋梗塞、あるいは、肥満が原因となって発生するメタボリック症候群などです。

＊心房細動で起こるもっとも危険な病は心原性脳梗塞

この心房細動が長く続いている場合、もっとも注意しなければならない合併症は血栓症です。心臓の収縮と拡張が不規則になり心臓の中で血流が淀むと、心臓の中で血栓ができやすくなります。結果、血栓が心臓の壁からはがれて脳血管まで運ばれていき、梗塞を起こすことが多くなります。これを心原性脳梗塞と呼んでいます。

脳梗塞には、脳動脈の動脈硬化が原因で起こるアテローム血栓性脳梗塞や脳の深部の細い血管が詰まるラクナ梗塞（ラクナとは、ラテン語で小さなくぼみのこと）などがありますが、同じ脳梗塞でも、心房細動の血栓で起こる脳梗塞は、梗塞の範囲が広いのが特徴です。

それだけに重症化しやすく、いったん発症すると、片麻痺《かたまひ》や**味覚・嗅覚障害**、**あるいは言語障害**などを起こし、生命が脅かされることもまれではありません。60歳以上の高齢者に多く、男女比では、男性に多いのも特徴の１つです。

高齢といっても、まだまだ現役で働ける年代によく見られる病気ですから、普段の生活習慣病の手当てには十分注意しなければなりません。

＊血栓症の発症には細心の注意を払うこと

欧米では、ワクチン接種後の血栓症がニュースになっていますが、こうしたデータを見てもわかるように、血栓症はたしかに、注意しなければならない最大の疾患と考えなければなりません。

もっとも現在のところ、ワクチン接種によって、血管が直接ダメージを受け、それによって**血栓症になるという医学的エビデンス**はありません。いずれ、その因果関係は明らかになると思いますが、やはり注意は必要だと思われます。

血栓のできやすい心房細動を抱えている人、さらに脳梗塞を発症して脳血管に損傷を受けている人は、血栓症に弱い体質に陥っていると考えなければなりません。したがって、ワクチン接種も慎重に考えなければならないのです。

８

複数の持病がある人は主治医の診断を仰ぎワクチンを打つこと

基礎疾患が持病に移行し、加齢とともにその持病の数が１つどころか、２つ、３つと増えていく傾向があることは、この章のはじめにお話ししたとおりです。

そうした持病があり治療を受けている場合には、ワクチンを打つ前に、かかりつけの医療機関の主治医にまず診てもらうことが大切です。そして、事前に体の状態をよく調べてもらうべきです。その際には、**最低次のような基礎的な検査が必要**です。

ａ　胸部レントゲン検査

ｂ　心電図

ｃ　尿検査

ｄ　血液検査

このように、呼吸器の状態、心臓の状態、さらに肝臓、腎臓など、ひと通りチェックをしておくべきです。

＊主治医は総合診療医が理想的

これまでに、ワクチン接種後の突然死で亡くなった千名以上の人の死因を調べてみると、その原因が、多く臓器の異常であることがわかります。

たとえば、心不全、心筋梗塞、脳梗塞、脳出血、クモ膜下出血、脳幹梗塞、脳幹出血、誤嚥性肺炎、呼吸不全、肺塞栓症、解離性大動脈瘤破裂、敗血症、腎不全、血小板減少症、壊死性膵炎、麻痺性腸閉塞、腸管出血などがあります。

これらは、担当医が死亡診断書に記載した死亡原因になった病名です。

じつに多岐にわたっていますから、これらの病気を瞬時に理解し判断するためには、医者も相当の努力をしなければなりません。

私が医学部を出たころは、インターンという制度があり、1年かけてほとんど**すべての臨床科でトレーニング**を受け、その後に医師国家試験を受けて医師免許を取得したものです。

しかし、無給で無資格で患者の診療に当るという悪名高き制度で、その後廃止されました。それに代わって、今では2か年の研修医制度の下で研鑽《けんさん》を積むことが義務づけられています。

たしかにインターン制度は、若者を酷使し、過労死に追い込みかねない制度でした。しかし、全科目をひと通り研修できるという点では、臨床医になり患者を診るようになってからは大変役立っています。

今は、医療が高度化し、専門医の時代といわれます。しかし、頭のてっぺんから足のつま先まで、**体のことなら何でもわかる総合診療医**が存在することは、複数の持病がある患者の診察のために必要です。

9

ハスキーボイスが続くときはワクチンより心臓検査が必要

次に、持病の中でもなかなか気づきにくい、しかし発症すると重症化しやすい病について説明します。

＊声がしわがれてきたときは大動脈瘤を疑う

あまり発声が続くと声が枯れてしまうことがあります。

たとえば、カラオケで長時間歌ったり、野球やサッカーの試合で声を枯らして応援したりしたときなどに、**声がしわがれた状態になり出にくくなってしまう**経験を、誰でも一度や二度はしたことがあるはずです。

声に関しては、私も苦い思い出があります。50代のころ、企業の安全大会などでの講演をよく頼まれました。多いときには、週に３、４回地方へ出かけることもありました。

あるとき、仙台の企業から講演の依頼があり、朝出かけようと思い起きたのですが声が出ません。声が枯れたとかしわがれ声になったとかという状態を通り越して、声が全く出ないのです。

何とかしなければと焦り、うがい薬などを使って応急処置をしてみても無駄でした。さすがの私も慌てました。もし出かけられないと、数百人集まっている聴衆に大変迷惑をかけることになります。

どうにもならないので、講演依頼のプロダクションに連絡を取り、私の大学の先生に講師を代行してもらうことで了解を得て、急場をしのぎました。

このように声帯を酷使した場合には、声が出なくなることがあります。しかし、そんな記憶もないのに、近ごろ声が枯れてきた、そしてなかなか治らないという場合は、**心臓から出ている大動脈に瘤《こぶ》ができている可能性**があることを覚えておくべきです。

＊脳神経の1つ、反回神経が圧迫されて声帯に異常が起こる

発声には、脳から臓器に走っている12の脳神経のうち、10番目の迷走神経から分かれた反回神経が関与しています。

この神経は、心臓の近くを通っていて心臓の大動脈弓と呼ばれています。動脈硬化などが原因で、血液を送り出す血管の部分に瘤ができて神経を圧迫すると、その影響で声が出にくくなります。

その原因となる代表的な病が、解離性大動脈瘤です。この病気は、瘤を形成せずに

血管そのものが傷ついて裂ける場合があります。その場合は単に、解離性大動脈といいます。

＊解離性大動脈は中高年に起こりやすい心臓疾患の1つ

高齢化が進み、**血管に動脈硬化が起こる**確率が高くなってきたこともあってか、大動脈瘤は、決して珍しい病気ではなくなってきました。

実は、この度の約千名のワクチン接種後の突然死の中にも、数例報告されています。

解離性大動脈は、大動脈の内膜、中膜、外膜の三層から成っている血管の中膜の部分に、何らかの原因で血液が流れ込み、それがきっかけで発症します。放置しておくと血管がどんどん裂けていき、生命を脅かす病気です。

この病についても、私にとっては忘れることができない思い出があります。

1981年4月、日本を代表する大スターの石原裕次郎さんが、この病で母校の慶應義塾大学病院に入院しました。

当時私も若く、テレビにレギュラー出演していましたが、昼のワイドショーでこの病のことを、パネルを使って解説したことを覚えています。

裕次郎さんは私と同年輩でしたから、他人ごととはとても思えませんでした。私は解説しながら心配したものですが、手術は成功し、再び銀幕に復活するまで回復されました。

当時の医療技術では、非常に難しい手術だったと思いますが、その成功に日本中のファンが感嘆の声を上げたものでした。

解離性大動脈の原因の1つとして考えられる高血圧症や動脈硬化症は、更年期に差しかかった40代、50代の男性にとっては用心しなければならない病です。

もし、**近ごろ声の調子が気になる**ようなときは、この病気のことも頭の片隅に置いてください。そして、耳鼻科、あるいは循環器内科の医師に相談の上で、ワクチン接種を受けてください。

10

持病のある人は、救命救急の処置ができる病院でワクチン接種を受けよう

ワクチン接種は、とくに持病がある人の場合、かかりつけ医の医療機関で行うのが安全です。

なぜならば、万が一アナフィラキシーやアナフィラキシーショックを起こしたとき、集団接種の大会場ではその緊急処置に混乱が起こりかねないからです。

会場の設備やスタッフ不足を考えると、もしショックを起こしたときなどに、**救命救急処置に相当手こずる**と思われます。

ショックについては、前章でご説明しましたが、ここではもう少し具体的にショックが起きたときの状況を述べてみます。

ショックを起こすと、短時間のうちに状態が刻々と変化します。血圧は急激に低下し、冷や汗、発汗、顔面蒼白、冷感、不穏、虚脱などの症状が現われ、医師も看護師もその悪化する症状の改善に緊張を強いられます。

今、高齢者を中心に接種が行われている会場には、**接種後の経過観察を行うための待機場所**が作られていて、いざというときのために、担当の医師や看護師が待機しているところもあります。

アナフィラキシーが起こったときのために用意されているのはアドレナリン（ボスミン）と酸素ボンベ、中には、ＡＥＤ（自動体外式除細動器）などです。

しかし、救急処置はなかなか難しく、救急車の出動を要請することになります。救急病院に搬送されたときには、蘇生が困難を極めることもまれではありません。

＊いざという時、何が起こるかわからない

救急車で運び込まれるとまず、急性循環不全と呼吸不全に対する緊急処置が行われます。酸素の入る気道を確保するための挿管や人工呼吸器の装着、あるいは、気管切開や心臓マッサージを行います。さらに、補液ルートを確保し、緊急薬投与に必要な血管の確保もします。

それらの処置のために、麻酔医や外科医、その上、心臓内科のスタッフが動員され

ます。

このように、アナフィラキシーショックの患者が運び込まれると、救命救急室は、患者の容体が落ち着くまで慌ただしさを増し、戦場と化します。

医者という人命を扱う仕事に携わっていれば、一度ならず、このように肝を冷やしたり、全身に冷や汗をかくような経験をしているものです。

大病を予防するためのワクチン接種なのに、医者は、これほどの危険な場面を想定して働いているのかと不思議に思われるかもしれません。しかし、**アナフィラキシーショックは、それほど怖い症状**なのです。

とくに高齢者は、若い人に比べると、体の抵抗力や免疫力が弱くなっているので油断はできません。いざというときのために、設備の整った病院でワクチン接種を受けることをお勧めします。

5章

働き盛りの女性に
伝えたい
重い副作用を防ぐ知恵

現役女性だからこそ
注意したい
感染と接種の注意点

1

雷鳴頭痛が続くときはワクチン接種を延期する

＊雷鳴頭痛は、クモ膜下出血の前兆

自然の神は、男性以上に大切な存在として、女性の体に様々な恩恵を与えてくれています。なぜならば、人間の種を保存するという極めて重要な役割があるからです。

それだけに、ワクチンに関しても、とくに3回目接種を考えるとなると、男性以上に注意が必要です。現に、厚労省のコロナワクチンによる健康被害の初認定29人のうち、28人は女性でした。

体の異常を示す症状にはいろいろありますが、誰もが気づく症状の1つに「頭痛」があります。頭痛には、少し頭が痛いという程度のものから「偏頭痛」と呼ばれる頑固なものまでさまざまです。

その中で、体に大病が押し寄せてくる前兆として見逃してはならない頭痛があります。それは、まるで頭が**かみなりに打たれたような激しい痛みに襲われる頭痛**で、これを「雷鳴頭痛」と呼んでいます。

じつは、この頭痛はクモ膜下出血の前兆です。この激しい頭痛が繰り返し起こった数日後、突然意識障害に陥り、クモ膜下出血を起こしていたということがよくあるのです。

しかも、クモ膜下出血は、60歳以下の比較的若い世代の女性に起こることで知られています。脳出血は高齢者の病だから自分は大丈夫と思い込んでいると、とんでもない結果を招いてしまうことがあるので要注意なのです。

＊クモ膜下出血は圧倒的に女性に多い

すでに述べたように、**クモ膜下出血は、女性に多い病**です。

たとえば、２０２１年2月からコロナワクチン接種が始まり、厚労省の発表した接種後の死亡資料によると、現在までに19名がクモ膜下出血で亡くなっています。そのうち男性は3名ですから、いかに女性に多い病気であるかがわかります。

そのうちの1人は、60代で現役の医療スタッフとして働いていた人で、クモ膜下出血で突然死しています。20代の若い女性もいたと聞いています。

なぜ女性に多いのでしょうか。男性との体質的な特徴の違い、たとえばホルモン代謝などが関与している可能性があるともいわれていますが、その原因はよくわかっていません。今後の解明が待たれるところです。

また、今回のワクチン接種は医療従事者から始まりました。そして、約３００万人の接種を終えたところで19名の原因がよくわからない死亡例が報告されています。

今の日本の医療では、看護師や介護士は、適任者を見つけることが困難で、極めて貴重な人材です。そのスタッフが急死することは、医療にとって非常に大きい損失です。病院に勤務している従業員は、使命感と義務感が強く、ほんとうによく働きます。そばで見ていても、**疲労が蓄積していく**のが手に取るようにわかり、過労死しないかとハラハラさせられることがあります。

とくに夜間の勤務は重労働で、その精神的ストレスは計り知れません。たとえば、あるガン病棟で働いている20代後半の看護師は、勤務中トイレに行く時間もなく、尿パッドやおむつをしていると嘆いていました。

また、脱水症が怖くてボトルを腰にぶら下げて夜勤の当直をすることもあるといいます。その水さえゆっくりと口にすることができないというのです。

彼女は、いつも尿路感染に悩み、その後子宮内膜症を発症し、勤務を続けるのが難しくなり田舎に帰りました。

ワクチンにしても、こうした過酷な環境で働き体が疲れているときは、その回復を待ってから接種すべきです。

いずれにしても、クモ膜下出血は、20代、30代から発病する病気であることを、しっかりと認識しておくべきです。

2 脳動脈瘤の存在をMRIでしっかり認識しておく

クモ膜下出血した女性の脳を調べてみると、**動脈瘤が存在する**ことが少なくありません。

つまり、ほとんどのクモ膜下出血は、外傷を除き、もともと脳の血管にできている動脈瘤が破裂して、血液が脳の中に流出することによって起こることが多いのです。
動脈瘤とは、血管にできるコブのことですが、大きさはさまざまで、直径０・１ミリの小さいものから、かなり大きいものまであります。長い間気づかずに放置されていた年月によっても違いますがさまざまです。

私が知っている例では、こぶし大のものまでありました。また、発見したときには破裂する危険があって手術することが困難だったという人もいます。

この動脈瘤ができる原因は完全に解明されていませんが、**高血圧症や喫煙、あるいは遺伝による体質**が関与しているともいわれています。

私の知人を含む兄弟３人の症例では、ＭＲＩを撮ったら全員に動脈瘤ができていました。男性の例ですが、現役女性のために体質関与の実例としてご紹介しておきます。
主治医から将来破裂のリスクを免れることはできないと手術を勧められ、兄弟２人は手術を受け、私の知人も、ずいぶん迷っていましたが、最後は手術に踏み切りました。

動脈瘤ができると、脳動脈の血管壁が薄くなりコブ状にふくらんで、その中に血液が入り込んでしまいます。したがってコブが大きくなると、３層からできていて丈夫なはずの血管ももろくなり、破綻して出血する危険が生じます。

知人は手術後、完全に回復するまで約２年、手術の後遺症に悩んでいましたが、クモ膜下出血のリスクが減少したことで、ひとまず安心して働いています。

最近は、女性でも血圧が高く、降圧剤を飲んで仕事をしている人もいます。しかし、血圧は仕方がないとしても、**喫煙だけはやめたほうがいい**でしょう。

女性を大事にする神様が、もっとも嫌う嗜好品が２つあり、それは酒と煙草です。これらは、女性の体にとって害があっても益はほとんどありません。将来、クモ膜下出血や他の血管系の病で苦しむことがないように、生活習慣には気をつけたいものです。

また、万が一、動脈瘤が見つかったら、それがたとえ０・１ミリ以下の小さなものだったとしても、定期的に、ＭＲＩやＣＴの検査を受けて経過を見守っていくことが大切です。

そして、いざというときには、かかりつけ医に相談して手当てをすることを考えるべきです。とはいえ、まず大切なことは、持病としての高血圧症をしっかりとコントロールすることなのです。

3

気が進まないときはワクチン接種を先延ばしする

ワクチン接種の予約をしても、急に気が変わることがあります。介護士のEさんも直前になって、今回はキャンセルさせてくださいと申し出てきました。何となく気が進まないというのです。

私は直ちに承知しましたが、その理由が気になりました。そこで、個人情報に触れない程度に気をつけながら問診してみました。話し合っているうちに原因がはっきりしてきました。

じつはEさんは、半月ほど前に大切なものを失い、**対象喪失という心理状態に陥っていた**のです。具体的に述べると、彼女が15年近く可愛がって飼っていたペットの三毛猫が天に召されていったのです。

そのショックから抜け出すことができず、今はワクチンを打つ気分ではないということが次第にわかってきました。

もちろん、ペットロスは男性にもあるでしょうが、やはり、ストレス度は女性のほうが強いようです。

このように、心にうつ状態を発症させる大きな原因に対象喪失があります。対象喪失とは、自分が大切に思っているものを失うことを言います。

対象は、親兄弟などの身内であったり、友人であったりとさまざまですが、どんな些細なことでもストレスが発生する原因になることがあるのです。

なお、この章のタイトルに「現役女性だからこそ」と入れたのには理由があります。それは、年齢にかかわらず、**生涯現役を貫こうという意気込み**を持って人生を送っている人はすべて現役だということを強調したかったからです。

老化とか高齢など、年齢を意識し始めると人生は終わりに近くなります。90歳になっても１００歳になっても、人生は青春だと考え、いつも生涯現役であることを忘れずに生きることです。それが、コロナウイルスなどを寄せつけないような心と体を維持するための極意です。

とくに女性には、コロナにも負けず、ワクチンの副作用にも負けないための努力を続けていただきたいと思います。

＊ストレス、バイオリズムの狂いは軽視できない

気分が落ち込む理由には、たとえば、転職や退職、転勤、環境の変化、気候の変動などなど、数え上げればきりがありません。

要するに、身辺に起こる事象すべてがストレスになるものなのです。そして、強いストレスに襲われると、ストレスホルモンのコルチゾールが分泌され、その修復を図ります。

しかし、次から次へとストレスが加わっていくと、人の体の「ホメオスタシス」と呼ばれる安定した状態が保てなくなり、心のうつ状態が加速されます。

このように、**気分が落ち込んでいるとき**に、ワクチン接種のような、体にとって大きな負担になる予防接種などは自重したほうがいいと思われます。

つまり、精神的ショックを起こしている状態のときに起こる姿のないストレスは、

心だけではなく、体全体の代謝にも影響を及ぼすということです。バイオリズムを狂わせることにもなります。

ですから、ワクチンは、体と心の状態が絶好調のときに打つことです。それが副作用や**突然死のリスクを最小限に抑える秘訣**だと考えるべきなのです。

とくに、男性と肩を並べて現役で仕事に専念している女性は、体を取り巻くストレスに押しつぶされないように、心と体をケアしながら生活していただきたいものです。

4

ピルを飲んでいる人は血栓症に注意してワクチン接種を受けよう

今年45歳になるPさんは生理不順で悩んでいました。毎月生理の前後になると、下腹部痛が激しくなり、数日間は寝こんでしまうほどでした。

産婦人科の専門医に相談し、薬（ピル）を処方してもらっているのですが、すでに3年、今飲んでいる薬を手放すことができません。

ピルにはいろいろな種類がありますが、Ｐさんが処方されている薬は体質にあっているのでしょう。近ごろは仕事を休んで寝込むこともなくなったようです。ただ、コロナワクチン接種が近づいて、非常に気になることがあります。それは、Ｐさんがいつも財布の中に忍ばせて、肌身離さず持っている1枚のカードのことです。

そのカードには、**服用している薬がまれに血栓症を起こす**ことがあること、それに万が一、強い脱力感や頭痛、息切れ、胸痛、突然の視力障害や、ろれつが回らなくなる、などの症状が出たときには、専門医の診察を受けること、などの注意事項が記載されていました。

＊子宮内出血による死亡事故

それに加えて、もう1つ、Ｐさんを不安にしている、ある事実があります。

それは、自分とは少し年齢が違いますが、婦人科疾患を抱えている47歳の女性が、コロナワクチンの接種後に急死したという報告です。Ｐさんはさすがに、ピルを飲んでいる自分は大丈夫なのかという恐怖を覚えました。

そこで早速、厚労省のホームページや医学関係の情報を集めてみました。それによると、亡くなった女性は、子宮腺筋症《せんきんしょう》という慢性疾患で治療していたことがわかりました。

子宮腺筋症は、子宮内膜に類似した組織が子宮の筋肉中に増殖する病気で、生理不順、不正出血、腹痛、腰痛などの症状があらわれ、貧血を起こすこともあります。また、その女性の場合、1回目のワクチン接種をした直後はアナフィラキシーなどの症状が見られず普通の生活をしていたのですが、**2、3日経ってから、突然子宮内出血が起こった**ようです。

そしてワクチン接種の5日後の早朝、呼吸困難を訴えて間もなく心肺停止を起こしました。すぐに病院に救急搬送されましたが、意識が戻らず帰らぬ人になりました。死因は肺塞栓症でした。

亡くなった女性の症状の一部が自分に似ていることに気づき、ますます不安に駆られたPさんは、かかりつけの産婦人科の医師に相談しました。しかし、彼女の話を聞いた医師は即座にこう答えました。

「何を迷っていらっしゃるの？　大丈夫よ。血栓症のことは心配しないで。ワクチンを打って構わないのよ。せっかく優先的に打っていただけるのだから、早く申し込んだほうがいいわよ」

その言葉に、Ｐさんの頭にさらに大混乱が起こりました。

＊セカンドオピニオンで大学勤務医はワクチン中止を指示

Ｐさんは、血栓症のことがどうしても頭から離れず気になって仕方がありません。そこで、知人である大学病院の専門医に尋ねてみることにしました。すると、大学病院の医師は、電話口で即座に、**ワクチン接種を見合わせるように**と言いました。

そして、血栓症に関する欧米の情報を詳しく説明した上で、次のように念を押しました。

「あなたの体のことは、何といってもかかりつけ医が一番知っているはずだから、感情的にならずによくＩＣ（インフォームド・コンセント）をしてもらうように気をつけたほうがいいでしょう。おそらく、その先生に、いきなり断定的にワクチンをやめたいと言ったので、多少感情的なもつれが生じたのかもしれません。

医者という人種は、つきあうのになかなか骨が折れるもので、自尊心を傷つけないほうがいいと思いますよ」

Pさんは、「そういえば、私の言い方にもちょっとトゲがあったかもしれません」と反省を伝えました。そしてその医師の、

「そうでしょう。もう一度相談をしてみたほうがいい。ただ、あなたの話を聞いている限りでは、接種はパスしたほうがいいでしょう。そして、**ピルの飲み方や薬の種類を血栓症発症の可能性が少ないものに変えてもらい、様子を見てから打つべき**だと思います。それが私のアドバイスです」

という言葉に、Pさんの迷いは消えました。彼女は1回目のワクチン接種を延期し、再びかかりつけ医を訪ね、血栓症発症の少ない薬に変えてほしいという希望を伝えました。

5

ワクチン接種前に頑固な便秘は治しておこう

女性は男性に比べ腹筋が多少弱いということもあって、年齢を問わず便秘に悩んでいる人が少なくありません。通常、4日間便通がないと便秘症を疑い、薬を投与するのですが、中には、1週間ぐらいお通じがなくても気にならないという人もいます。

しかし、**便秘は女性にとっては大敵**です。早め早めに手当てをしておくべきです。「便意があったら直ちにトイレへ！」を忘れずに、腸の健康を維持しておかなければなりません。

しかも、年齢が上がるにつれていろいろな薬を飲んでいて、その副作用で便秘がさらにひどくなることも少なくありません。とくに、血糖値を下げるための糖尿病の薬の中には便秘を起こすものもあります。

今年75歳になるFさんも、若いころから便秘に悩んでいました。彼女の場合、薬が原因なのかどうかはわかりませんが、便秘は50代を過ぎてからひどくなり続けている状態でした。

数年前の少し気温が下がり始めた初冬のころ、そんなFさんから電話が入りました。前日から、トイレに行くと便と一緒に真っ赤な血液が滴《したた》るように出てきて止まらないけれど、専門医に診てもらったほうがいいだろうかという相談でした。

私は、Fさんの「真っ赤な血液」という言葉に緊張を覚えました。なぜならば腸の場合、タール便という黒い便が出る場合は、消化管上部からの出血が多いのですが、鮮血が出る場合は、**S状結腸や直腸など肛門に近い部分**からの出血が大半を占めているからです。

私は直観的に、内痔核か、さもなければ悪性腫瘍やポリープからの出血ではないかと思いました。

すぐに診察に来るように伝えたのですが、翌日の午前中に伺いたいといいます。私は、彼女の都合もあることだろうからと思い、1日待つことにして電話を切りました。

＊便秘が原因で虚血性大腸炎を起こすことがある

しかし、それが手遅れになりました。診察予定日の当日、彼女は大出血を起こし、歩行困難に陥りました。直ちに救急車を手配し、大学病院の受診を指示しました。そして精密検査の結果、大腸に虚血性の変化が起きていることが判明したのです。

これを、医学的には虚血性大腸炎と呼びます。あまりなじみのない病名かもしれませんが、ひとことで言うと心筋梗塞のようなもので、大腸にも、心臓に起こる心筋梗塞のように、血管が詰まってしまう病気があるのです。

様々な基礎疾患の中でも、とくに多いのは動脈硬化と便秘症ですが、虚血性大腸炎の発症の引き金になるのは頑固な便秘です。大腸に便が詰まり硬くなると、**腸粘膜を圧迫し、血流阻害が発生**します。

若いときであれば、便秘が長く続いても、それを腸から排除するだけの余力があるものですが、加齢とともに、その力は弱くなっていきます。

さらに、この病気の原因になるのは動脈硬化です。大腸には無数の血管が網の目のように張り巡らされていて、少々の動脈硬化では大きな変化は起こりません。血液は、他の異常のない血管を利用して流れてくれます。

しかし、動脈硬化が進行して血管が硬くなり詰まってくると、血流阻害が発生します。そして、**腸壁に詰まった血液**が、その出口を求めて血管の一部を破り、大出血を起こすのです。

また、こうした血管の動脈硬化が進行した場合には、血管の破綻だけではなく、血栓症を起こしやすくなります。血栓はともすると、肺や心臓などに飛び火して思わぬ大病を誘発します。

いずれにしても、女性は男性に比べて便秘症が多く、それが加齢とともに頑固になる傾向がありますから、便通には注意することが大切です。

6 女性は更年期障害から突然死の危険が高まる

女性の場合昔から、数え年の19歳、33歳、37歳を「厄年」と呼ぶ習慣があります。地域や宗派によっては、さらに61歳を加えることもあります。

こうした特定の年齢を「厄年」とするのは、この年齢になると体調に変化が起きやすく、得てして大病に罹《かか》ることが多くなることを、昔の人は経験的に知っていたからでしょう。意識的に健康に留意してきたのだと思われます。

中でも33歳の「厄年」は、「女の大厄」とされ、しばしば命にかかわるような病気に罹りやすく、とくに気をつけてきたようです。これはお産にも深い関係があり、今ではほとんどなくなりましたが、**妊娠や出産に関する事故**を恐れて暮らしていた証しかもしれません。

＊現代でも油断ができない女性の更年期

この「厄年」には入っていないのですが、じつは新たに注意しなければならない「厄年」があります。それは、50代という年代です。この時期になると、女性の体の中でホルモンの分泌が変化し始めます。

それまで主として卵巣から分泌されてきた女性ホルモンのエストロゲン（主成分はエストラジオール）が徐々に減少していくのです。このエストロゲンは女性の生理や排卵、妊娠などと深い関係がありますが、それだけではありません。

じつはコレステロールの増加を防ぎ、血管の動脈硬化を抑制する働きがあるのです。ですから、このホルモンが分泌されている間は、女性が心筋梗塞に罹る率が男性に比べてはるかに低いのです。

その男女比は、2・6：1で圧倒的に男性に多いことがわかります。うがった見方をすれば、自然の神さまは、女性に子孫を残すための妊娠や出産という大役を担わせているかわりに、**大病に罹《かか》らないという恩恵を与えている**とも考えられます。

20代から40代の終わりまで、女性が心臓疾患などで倒れる姿を見ることはまれです。キャリアウーマンと呼ばれる女性たちは、たしかに健康そのものに見えます。生活習慣病などとはおよそ縁がなさそうです。

しかし、50の声を聞き、エストロゲンが減少し、生理が不順になり、やがて月経が止まるころになると、体調に大きな変化が現われることがよくあります。

＊50歳を過ぎたら高血圧と心筋梗塞に注意

患者のMさんは、50歳になったとき高血圧症を発症しました。それまでは血圧のことなど気にも留めていなかったのですが、生命保険の書き換えをするとき、医師から血圧が高いことを指摘されました。

それ以来何度測っても血圧が高く、やむを得ず降圧剤を飲み始めました。そして58歳になったときです。夜間激しい**みぞおちの痛み**（心窩《しんか》部《ぶ》痛《つう》）と胸から左の腕にかけての放散痛が続き、救急車で病院に運ばれました。

診断の結果は心筋梗塞でした。それから15年、Mさんは今でも、大学の循環器科で定期的に検査を受けながら経過を見守っています。

こうした血圧や心臓に異常が起こった人はMさんだけではありません。私の周りでも、一見元気そうに見えていて、夜勤なども気にせず引き受けて勤務している看護師の中に、同じ症状を抱える人が見受けられるのです。

こうした血圧異常やそれに伴う心臓疾患を持病として抱えている場合は、コロナワクチンの接種を慎重に考えるべきです。なぜならば、血圧が高く、それが高血圧症という持病だということになると、４章ですでにご説明したように、基礎疾患ではなく、持病という慢性疾患に移行します。

高血圧症は、その状態が長く続くと動脈硬化を起こしやすく、動脈硬化を起こした血管は血栓症を併発しやすいのです。

わが国では、ワクチンによる血栓症の発症はあまり報告されていませんが、イギリスやアメリカ、その他のヨーロッパ諸国では、しばしば血栓症発症がメディアを賑わしています。

いわゆる生活習慣病と呼ばれているこれらの病は、ワクチン接種の際、**持病のない人に比べるとリスクがある**ことを理解しておくべきです。それが体の安全を守る上で大切なことなのです。

7

転倒事故を起こしたときは、肝臓検査をしてからワクチン接種を受けよう

ワクチン接種を受けるときにもう1つ、とくに中高年の女性が注意しなければならないことがあります。

それは、不用意にも転倒事故を起こした場合のことです。年齢が上がるにつれて、玄関でつまずいたり、2階への階段を踏み外したり、あるいは、雨上がりの路上ですべって転んだりなど、転倒事故を起こすことが多くなるものです。

若いときと違い足腰の筋肉が弱っていますから、足を踏み出すときに思うように踏み出せず、足をひっかけて転んでしまうこともあります。

そうした事故をよく起こす人には、**足の筋肉や筋膜を鍛える**ようにとアドバイスしますが、一朝一夕にはできないようです。

さて、転倒して強いダメージを受けたとき、まずは骨折の有無を確認しなければな

りません。

そして、たとえどんなに軽い打撲傷だったとしても、転んだときにはワクチン接種をいったん取りやめることです。少なくとも、**筋肉の痛みや傷や出血が完全に治まる**まで経過を見る必要があります。

さらに忘れてはいけないことは、たかが打撲と軽視せず、内臓にダメージがあるかどうかを調べることです。とくに、肝臓のチェックを忘れてはいけません。

また、転倒による打撲や骨折によっては、外傷性のショックや精神的なショックを少なからず受けるものです。ですから、そうした状態のときにワクチンを受けると、体にダメージの追い打ちをかける可能性があります。

ですから、まずは受傷した部位の手当てをして、転倒によるストレスが完全に癒えるまで、ワクチンはいったん取りやめるほうがいいと思います。

＊肝臓は転倒で傷つきやすい

それでは、なぜ転倒事故を起こしたときに肝臓の検査が必要なのか、実例を挙げてご説明しましょう。

古くからの知人で、時々診療所に顔を見せるKさん夫妻は、今年75歳です。ワクチン接種の優先順位に従って接種の予約をしました。

ところが接種日の2週間前、不運なことに奥さんがマンションの玄関の上がり口でつまずいて倒れ、**右側の胸部を強打**しました。

気丈な彼女は、自分で立ちあがり、傷ついた腕や肋骨のあたりをアルコールで消毒し、湿布をしてご主人の夕食の支度をしていました。

しかし、時間が経つにつれてどうも胸のあたりが痛くなってきます。肋骨にヒビが入ったのかと心配になったのでしょう、御主人と一緒に診療所を訪ねて来られました。すぐにレントゲンを撮り調べたのですが、肋骨には骨折もヒビもなく、手足の骨にも異常はありませんでした。

ご夫妻はほっとした表情を浮かべ、これで予定通りワクチン接種を受けることができると胸をなでおろしていました。

しかし、長年の経験から言えることですが、女性が転倒事故を起こしたときはどうしても調べておかなければならないことがあります。

それは、肝臓の状態をチェックすることです。肝臓は非常に柔らかい臓器で、外部から力が加わると傷つきやすいのです。私の脳裏には、**肝機能障害と肝のう胞**という病名が浮かびました。

もっとも、診察をする限り、胸部には外傷もなく、肝臓のあたりも腫脹している気配は、触診の指に伝わってきません。この状態なら大事に至らないと思いましたが、念のため、お小水の検査と肝臓や腎臓の血液検査をしてみることにしました。

その結果、案の定、体に不安な状態が発生していました。肝臓の異常を示すＧＯＴ（別名ＡＳＴ）、ＧＰＴ（別名ＡＬＴ）の値がかなり上昇しているのです。お小水にも若干の出血とタンパクが出ていました。

そこで私は、入院するほどではないにしても、１週間ほど家で安静にしているようにアドバイスしました。

＊肝臓の検査数値が正常に戻らなければ接種はキャンセル

1週間ほど経ったとき、もう一度肝機能を調べてみましたが、数値は相変わらず高く、ワクチン接種を受ける状態ではありませんでした。しかし、エコー検査で肝臓の状態をもう一度調べてみると幸いにも、外傷で起こりがちな肝のう胞の影は見えませんでした。

私は、さらに2週間安静にしているようにアドバイスし、肝臓の数値が戻ったところでワクチン接種の許可を出しました。

このように転倒などした場合には、本人がそれほど苦痛を訴えていなくても、**臓器がダメージを受けている**ことが少なくないのです。ですから、ワクチンを打つ前に事故を起こしたときは、軽く見ないことです。とくに、肝機能が正常であるかどうかを確認しておかなければなりません。

6章

3回目のワクチン接種、本当に必要ですか？

打つ・打たない
後悔しない決め方

1

3回目のワクチン接種の前に必ず抗体検査を受けよう

3回目のワクチン接種がやってきたときに、まず何はさておきやらなければならないことがあります。それは、抗体検査を忘れずに受けることです。

2回目の接種後、約2週間で、体内に抗体ができてきます。3回目接種前の検査の結果、抗体が十分にできている場合には、もちろん接種は必要ありません。

中には2回目の接種後に、まったく抗体ができない人もいます。抗体のでき方には個人差がありますから、打つ必要があるかどうか、慎重に考える必要があります。

抗体の効力は、前述したイスラエルの例を見てもわかるとおり、非常に短いことがわかりました。多くの国の統計では、**約6か月で効力がなくなる**ことが明らかになってきました。

わが国では9月の時点で、国民の61%が1回目の接種を受け、50%の人が2回目の接種を終えていると言われています。あと2か月もすれば、ワクチン接種は75%に達すると予想されていますが、９月16日、厚労省は３回目の接種を２回目の８か月後を軸に検討していることが報道されました。

これ以前に政府の分科会の委員からは、**コロナ感染の終息には、２、３年かかりそうだ**という見解も出ていますから、この先も８か月ごとにブースター接種が来るようでは、果たして国民がついていけるかどうか不安になってきます。

２

フランスで始まった「ワクチンパスポート」で国は大混乱

フランスでは、国民にコロナワクチンの接種証明書などの掲示を強制することを決定しました。

フランス政府は、スマホにワクチン接種の証明書を載せる、または紙の証明書を持つように、２０２１年の８月に入ってから半ば強制的に指示しました。この証明書がなければ飲食店には入れず、また長距離移動のための交通機関には一切乗ることができません。不掲示の場合には、約１万７５００円の罰金が科されます。

フランス政府の狙いは、国民のワクチン接種率を高めようという意図であることは明らかです。狙いの通り、ワクチン接種を求める国民が、手続きに殺到しているとメディアは伝えています。

しかし、一方では連日20万人の反対デモが起こっているといいますから、どこの国も、ワクチン行政では悩みは尽きないようです。

＊わが国の企業でもワクチンパスポートへの関心高まる

日本でも9月に入ってから、ワクチンパスポートの話題がメディアをにぎわしています。企業が企画するスポーツ、旅行、飲食などに、ワクチンを打った証明書を、つまりワクチンパスポートを提示させて、何らかの特典を与えようという計画です。

しかしこの制度には、注意しなければならない大きな問題が含まれています。それは「差別」という、**人権にも抵触するような欠点**が隠されているということです。

たとえば、高校や大学への入学とか就職とか、そういったことにもパスポートを要求されるようなことになると、日本の民主主義は根本から崩れかねません。

「たかがワクチン証明書のことで、何を大袈裟なことをいうのか」と失笑する人がいるかもしれませんが、民主主義はこの小さな綻びから大きな差別に発展することがままあるのです。

火は小さなうちに消してしまうことが大切です。ワクチンという名を借りて、わが身が差別で悩むことのないように、主張だけはしっかりしたいものです。

＊イギリス、ブースター接種の世界的広がり

すでにイギリス政府は、すぐにでも3回目のワクチンを打つよう決定したことを公表しています。そして、２回目のワクチンを後押しするワクチン接種には、「ブースター効果」があると説明しています。

ブースターとは電圧の昇圧器のことですが、つまり3回目のワクチンを打つことは**初回の接種の効果を高める作用**をすると見ているようです。

しかし、イギリス国内にはその効果をめぐって、賛否両論が渦巻いています。というのも、どこの国の政府も、ウイルス変異型のまん延には、これ以上打つ手はなく、

集団免疫獲得のために躍起になっているかに見えます。

３回目のブースター接種は、世界各国に広がりそうな気配を見せています。

＊フィリピンではワクチン接種を拒否したら逮捕？

アジアの国々でも、コロナワクチンの接種はさまざまな波紋を呼んでいます。フィリピンではドゥテルテ大統領が、ワクチン接種を推奨するあまり、「国民は打つか、逮捕されるか選ばなければならない」と言って、国民の大反発を買いました。

そのさなか、インドネシアではコロナ治療の第一線で働く医療従事者の感染死が、累計で１０００人近くに上りました。そのうち医師４０１名の中には、ワクチン接種を終わっていた人が14人いたという情報もあり、国民の恐怖がさらに増大したことは想像に難くありません。

洋の東西を問わず、コロナ感染はパニック状態を起こし続けていますが、パンデミックが政治問題に発展し、混乱を増幅させないように祈るばかりです。

3

イギリスで、ワクチン接種後に血栓症を発症したうちの22％が死亡

イギリス、オックスフォード大学は、２０２１年8月12日、ワクチン接種後の血栓症の発症について次のように発表しました。それによると、3月下旬から6月上旬までの約2か月の間で、ワクチン接種後に血栓症を発症した人が２２０人いました。

そのうちの22％に当る49人が死亡しました。死亡者のほとんどは、20代から40代の若い女性に集中しています。大学の研究チームでは、血栓症の発症率は、50歳以上で10万人に１人、50歳未満で5万人に１人と推計しています。

死亡者には、これといった病歴がなく、ごく普通に生活していた人が、**ワクチン接種後に発症**しています。

イギリスとしては、自国の製薬会社アストラゼネカの製品での死亡事故であり、今後のワクチン接種に慎重な姿勢を示していて、40歳以下の女性にはワクチン接種を推奨しない方針を固めたようです。

このデータは、8月12日の公表後、アメリカの医学誌『ニューイングランド・ジャーナル・オブ・メディシン』に掲載されました。

＊オックスフォード大学の真実の告白に敬服

イギリスのコロナワクチン開発に、名門オックスフォード大学が深く関与していることはよく知られています。その研究チームにとってワクチンによる死亡事故を公表することは、決して名誉なことではないはずです。

しかし、その研究の光と影ともいうべき死亡事故の真実を、包み隠さず公表する姿勢に、同じ医学を学んできた者として胸を打たれるものがあります。

人類を救ってきたワクチンの開発には、数々の**治験にまつわる事故が報告**されてきました。また、その完成のために多くの動物や人々がモルモットとして、結果的に命を捧げてきたという歴史もあります。

研究者たちは、ワクチンの完成までにどれほどの失敗をくり返し、辛い思いをしてきたことでしょうか。ただ、その成功という栄光の影の部分は、あえて公表などしたくないはずです。

しかし、さすが歴史に彩られた学問の府・オックスフォード大学です。その失敗や恥を隠そうともせずに真実を公表する勇気に感服しました。

やがて、ワクチンは必ず完成されたものとして、**コロナの終息に寄与する**ことと思います。それまでは、今回の血栓症発症の事実を世に知らせた誠実な姿勢を持ち続けることを切に望みます。

4

ワクチンを半分に減らしても効果は同じという最新研究

２０２１年9月5日、世界のワクチン製造の製薬会社から、ワクチン接種に関する歓迎すべき情報が公表されました。

それによると、ワクチンの用量を2分の1に減量しても、その効果は変わらないことが治験（臨床試験のこと）で確認されたといいます。

これは、接種を受ける人にとっては大ニュースです。なぜなら、ワクチンによるアナフィラキシーや突然死の危険を減少させることが期待できるからです。

米国モデルナ社の発表によると、2回のワクチン接種を各々今の標準用量の2分の1に減少させても、抗体の産生が変わらないことが明らかになりました。

また、英国のアストラゼネカ製のワクチンでは、1回目に今の標準の接種用量の2分の1に抑え、2回目には今と同じ標準の用量を接種してみた結果、その効果は変わらないことを確認しました。感染予防効果は90%あることが、治験データの分析で明らかになったといいます。

つまり、モデルナワクチンでは今の標準接種用量の2分の1で済み、**アストラゼネカワクチンでは今の標準用量の3分の1でいい**ことになるわけです。

この結果、二つの大きな効果が期待できます。

その一つは、ワクチンの副作用や死亡事故を、今以上に減少させることができることです。

ワクチンを打つと、1回目も2回目も高熱や強い倦怠感などが発生しますが、その原因の一つに添加物のポリエチレングリコールの副作用があるのではないか、と言われてきました。この物質は、ワクチンの重要な成分であるメッセンジャーアール・エヌ・エイ（ｍＲＮＡ）を保護する脂膜の成分として添加されています。化粧品などにも使用されている物質ですが、アレルギーやアナフィラキシーを起こす原因となっているのではないか、と考えられています。

ワクチン接種の用量を減少することによって、こうした添加物の量も必然的に少なくなりますから、ワクチンの安全性は高まります。

二つ目の効果は、世界の集団免疫の促進に役立てることができることです。

現在の世界のワクチン接種の状況は、先進国ではかなり進んでいますが、発展途上国では非常に低く、人口の一割にも充たないのが実情です。

英国のオックスフォード大学の研究者を中心とする研究班の調査によると、１回以上ワクチンを接種した人の割合は、アジア地域では45％、欧米の諸国では55％ですが、**アフリカの地域ではわずか5％**に止まっています。

このワクチン供給の格差を早急に是正しないと、地球規模でのコロナを撃退するための集団免疫が、なかなか実現しなくなります。

ともかく、一日も早いコロナ感染の終息を迎えるためには、このワクチン格差を無くさなければならないと、WHOは世界に警告を発し続けていますが、その意味でも、このワクチン接種量の減量は歓迎すべき情報と言えるでしょう。

5

ワクチン接種量4分の1でも免疫効果ありという驚異の報告

2021年の7月に入って、アメリカのラホヤ免疫学研究所が画期的な研究結果を公表しました。それによると、現在のワクチン接種量の標準量の4分の1を2回接種した場合でも、その免疫効果は変わらないというのです。

この研究結果に従えば、現在、世界中で打たれているワクチン接種が、極端に少ない量でもウイルス感染を防ぐことができるわけですから、**打つ方も打たれる方もその負担の軽減は計り知れない**ものがあります。

じつは、このワクチン接種量を大幅に減少させるという試みは、すでに世界では他の感染症で試みられた経緯があります。それはアフリカで大流行した黄熱病のワクチン接種についてです。

黄熱病と言えば、わが国とは少なからず関係の深い病気と言えるでしょう。世界的に有名な細菌学者の野口英世博士が、この黄熱病のワクチン開発と深い関係があるからです。

博士は医師となったのち、渡米してロックフェラー医学研究所に在籍。その後黄熱病を研究するためにガーナに向かいましたが、その研究途上、自ら黄熱病に感染し、51歳の若さでこの世を去りました。その功績は、一世紀がたった今も世界的に大きく称えられています。

黄熱病の大流行は、その後もしばしば起こっています。２０１６年の大流行のときには、**黄熱病のワクチンを標準量の5分の1にした**ものが、流行地域のアンゴラとコンゴの住民に打たれました。できるだけ多くの人にワクチンが行きわたるようにという配慮だったようです。

これはＷＨＯが推奨した方法ですが、この少ない量でも、できるだけ多くの人を救うために行うワクチンとしては、十分に効果があると確認されています。

＊コロナワクチンでも減量接種の可能性が見えてきた

こうしたさまざまな背景の中で、現実味を帯びてきた3回目のブースター接種ですが、恐らくそう遠くない将来に黄熱病と同じように接種分量を減少して打てるときがやってきそうです。

すでに米国とドイツの製薬会社の共同研究では、接種量を今の標準接種量の2分の1にしても、変異型のデルタ株に対する効果は、むしろ強化されることが実証できたとして、そのデータをアメリカのＦＤＡ（アメリカ食品医薬品局）に提出し承認申請を行っています。

わが国では、今年の2月以降、ワクチン接種後の突然死や副作用が連続して発生してきましたが、その中で、今のワクチンの接種分量は、**日本人の体格からいって欧米人と同じでいいのだろうか**という疑問の声がささやかれてきました。

また、もう少しその接種量を減少させれば、副作用なども少なくなるかもしれないという期待も持たれてきました。その期待が、ＦＤＡの減量許可が下りることによって現実のものとなるかもしれません。

＊40%の抗体が残っていれば、3回目を急がなくてよい

この先、コロナウイルスの衰退がはかばかしくない場合には、毎年のようにワクチン接種を繰り返し受けなければならない羽目に陥るかもしれません。

ワクチンの効果は、どうやら半年ほどしか持たないようですから、へたをすると6か月ごとに接種を行う必要が起こるかもしれません。

しかし、いくら何でもそれでは体がついていかないのではないかと、とくに高齢者や若年層では不安の声があがりそうです。

その心配を払拭するためにも、３回目以降のワクチンを受ける前には、必ず抗体検査を受けることを強くすすめます。もし体内に抗体が約40％残っていれば、**急き立てられるようにワクチンを打つ必要**がなくなります。

なぜなら、その証拠がイスラエルの接種実績で証明されているからです。

ワクチン先進国のイスラエルでは、２０２０年の12月から21年の8月までの間に、

約67%以上の人が2回のワクチン接種を受けました。その結果、接種者の感染予防効果は95%に達しました。

ところが7月から8月にかけて、抗体が39%に一気に低下しました。そこで、政府はあわてて3回目のブースター接種を行うことを決定し、すでに開始されている事は序章でも述べたとおりです。

ところが、これだけ抗体が減少しているにもかかわらず、20年12月に接種した約80%の国民の**重症化予防効果は、90%**であることがわかりました。

このイスラエルの統計が示す通り、いったん体内にできた抗体は、かなり強力なウイルス感染に対しても、体を守る役目を果たしてくれることがわかります。したがって、3回目のブースター接種が多少遅れても、すぐ命に関わるような状況に陥ることは考えにくいのです。

「焦らず、急がず、冷静に」

という言葉をモットーに、よくコロナ感染やワクチンの情報を見極めてから、接種することをすすめます。

なお、抗体検査は、今ではかかりつけ医や他の医療機関でも簡単にできます。前述したように１回の費用は実費で１８００円ほどです。かかりつけ医であれば、おそらくこの価格で調べてもらえると思います。他の医療機関でも、まだ保険はききませんが、若干の診察料や手技料を支払えば検査は可能です。

何度も申し上げますが、**抗体検査はその接種分量を決める上でも重要な検査**になりますから忘れずに受けてください。

6

コロナワクチンをロシアンルーレットにしたくない

最近、「ワクチンから受ける利益『恩恵』は、ワクチンの『リスク』よりもはるかに大きい」という言葉が頻繁に耳に入ってきます。

そして、この後に「したがってワクチンはコロナ感染予防のために極めて有効なので、積極的に打ったほうがいい」という言葉が続きます。

テレビやラジオ番組のゲストや医療関係のコメンテーターの多くも、声高らかに叫ぶようにこの言葉をくり返します。それに対して反論の余地もないほどの勢いで、ワクチン賛美の持論を展開しています。

しかし、一見説得力のある言葉に聞こえますが、よくよく耳を傾けてみると、リスクという危険を示す言葉が耳の底に残ります。

ワクチン**接種によって命を失うこともある**のだということが心の中にしっかりと記憶されるのです。

改めて、ワクチン接種による世界の死亡例の統計を総括してみましょう。

・ＭＨＲＡ（イギリス医薬品・医療製品規制庁）の報告

２０２０年12月９日～２０２１年６月９日までのコロナワクチン接種者２６４０万回のうち、４２１件が死亡しています。これを１００万回当りに換算すると16件になります。

・ＣＤＣ（アメリカ疾病予防管理センター）の報告

２０２０年12月14日～２０２１年２月16日までの間に接種を受けた人２８３７万４４１０回のうち、５１０件が死亡、**１００万回当りに換算すると18件**になります。

この数値が高いか低いかは別にして、少なくとも、ワクチン接種によって死亡することがあるという事実だけは確かです。この事実を知って、多くの人はどう思うのでしょうか。

＊健康な人が予防のために打つ

たとえば、病気で苦しんでいるときに薬物を使った治療を受け、その副作用のために容体が悪化し、死亡するような事故が起きても、それは、本人も家族も諦めがつくかもしれません。

しかし、ワクチンは、健康な人が病気の予防のために打つ薬物です。ですから、その目的から外れ、ワクチン接種の向こうに死が待ち構えているとしたら、決して納得できることではないと思います。

ワクチン接種の事故はゼロであるに超したことはありません。個人の利益や不利益を論ずるような問題ではないはずです。

私の周囲の知人や患者さんたちには、ワクチンをロシアンルーレットにしたくない、ワクチン接種が原因であの世に召されたくないと訴える人も多いのです。

いずれにしても、「打て、打て、打て」という風潮の中で、とかくワクチンを打つかどうかの決断を下すことができず迷うことが多いのかもしれません。

しかし、たった一度の人生です。判断を誤って**ワクチン禍に巻き込まれない**ように注意したいものです。

7

ノーベル賞受賞のイベルメクチンに世界の注目集まる

ここまでパンデミックが拡大して、終息が見えない状況に陥ると、ワクチンにすがりたいという気持ちが高まって当然です。

しかし、世界中でワクチン接種の人数が増えるのにあわせて、ワクチン接種の副作用が次々と報告され始めたのは気がかりなことです。

インフルエンザの場合、ワクチンの完成に50年、特効薬タミフルの誕生にはさらに50年の歳月を要しました。コロナウイルスの場合も、同じように長い歳月をかけなければ、安全で信頼のできる薬物はできないのではないかという不安が脳裏をかすめます。

最近は、ワクチンのリスクに関するニュースが伝えられる度に、もっと安全な飲み薬が開発できないのかという声も周りから聞こえてきます。注射より**内服薬のほうが、効果もあり副作用も少ない**のではないかという思いがかなり広がっているような気がしてなりません。

＊医者の一押しはイベルメクチン

じつは、わが国で生まれたすばらしい内服薬がすでに存在しています。それは、前にも触れましたが、２０１５年にノーベル生理学・医学賞に輝いた大村智博士が発見したイベルメクチンです。

この薬は既に医薬品として承認され、医療の現場では抗寄生虫薬として使われています。私のクリニックでは、以前から疥癬の患者さんに使用してきましたが、薬としての切れ味は抜群で、あの強烈な痒みを伴う疥癬が、数回の投与で跡形もなく消えてしまいます。

この薬が世界的に脚光を浴びるようになったのは、アフリカの風土病として人々を苦しめてきた河川盲目症とも呼ばれているオンコセルカ症の治療効果でした。

この病気は、急流の河川で繁殖するブヨ（黒バエ）によって、病原体の回旋糸状虫という寄生虫が人体に入り、眼の網膜を冒し、失明に至るというもので、患者が続出していました。

その寄生虫を殺生する作用がイベルメクチンにあることがわかり、現在アフリカでは、**1億3千万人の人がこの薬の恩恵にあずかっている**といわれています。

＊この薬はコロナウイルス治療の「適応外使用」として認められた

イベルメクチンは、皮《ヒ》癬《ゼン》ダニの感染によって起こる疥癬の治療薬として保険適用になっています。

これだけ高齢化が進むと、病棟などで感染が発生することがありますが、先ほどご紹介したように、数回の投与でほとんど治ります。また動物病院では、犬や猫のフィラリアの治療薬としても用いられています。

さて、新型コロナウイルスの治療薬や予防薬としての効能ですが、世界的に注目を浴びていて、効果ありという臨床試験結果が、開発途上国を中心に80件ほど報告されています。

今後さらに世界的に治験が進み、コロナウイルスに対する有効性が確かめられていくと思われます。現在、未だ**インフルエンザに対するタミフルのような特効薬**が発見されていない状況の中では、藁《わら》にもすがる思いで、この薬に期待の目が注がれていると言っていいでしょう。

わが国では、２０２０年12月、「適応外使用」（厚労省の承認した以外の目的・用法で使うことで、ほとんど保険適用はない）の薬として保険適用での使用が認められています。

8

3回目以降のワクチン接種の前に知っておきたい新情報

①ワクチンはお産に悪影響なし

一時、アメリカなどでコロナワクチンが流産を招くという情報が流れました。これが2回目どころか3回目の接種となると、余計気にされる人がいるかもしれません。

アメリカCDCの報告によると、**妊娠20週目にワクチン接種した人**２５００人を調査した結果、流産した人の割合は13%だったそうです。

通常、妊娠中の流産率は11~16%とされており、ワクチン接種後の流産の率とはほぼ変わらなかったと報告しています。アメリカでは妊娠をめぐってさまざまな意見が述べられていますが、ひとまずお産に関しては影響がないという結論がなされています。ただ13%という数値は決して低いとはいえず、ワクチンを打つときにはよく専門医と相談の上決めるべきです。

②血栓症は厳しくチェックしておこう

イギリスの例を見てもわかるとおり、コロナワクチンの副作用の中でも一番気になるのは血栓症だと思います。とくに、若い世代の女性に突出して多いことから考えてみて、女性は次の項目に注意を払ってください。

・貧血

女性の体には、生理という出血を伴う大きな現象があります。そのために貧血に陥る人も少なくありません。この貧血の中で、血小板減少症という血液成分の低下は油断ができません。血小板は血液凝固とも関係が深く、この成分が極端に少ないときは血栓症の引き金にもなるので注意が必要です。

・自己免疫に注意

自己免疫とは、**自分の体を異物として認識し、抗原抗体反応を起こしてしまう**反応です。この自己免疫疾患を持病として治療しているときには、慎重にワクチン接種を考えるべきです。

③嗅覚障害、味覚障害がまれに起こることがある

ワクチン接種後、万が一、味覚障害が発生したときには、直ちにＰＣＲ検査が必要です。なぜなら、新型コロナウイルスに感染している可能性が強いからです。

このケースは、私自身経験をしていますが、ワクチン接種後に実際に味覚障害を起こした患者さんがいます。１回目の接種の後、３日ほど症状が続き、２回目以降のときも３、４日続きました。この患者さんには、持病の自己免疫疾患がありました。３回目のワクチンは差し控えるようにと、今から注意をしています。

④今まで以上に副作用にはアンテナを張れ

ワクチンに関する情報は、毎日の天気予報に負けないくらい、めまぐるしく変わります。その情報は人任せにしないで、自分の目と耳で集めるようにすることが身を守る安全にもつながります。

とくに副作用に関しては、いくら神経を使っても使いすぎるということはありません。もし似たような症状が出たときには、**かかりつけ医に相談する**ことが大切です。

9

医者の私にワクチン接種を諦めさせた強い味方の女性たち

こうしたあらゆる状況を踏まえた上で、現段階での私自身の判断、つまり医者である私が、なぜワクチン接種に二の足を踏んでいるか、ワクチンを打たないのか打てないのか、をお話しします。

２０２１年に入って医療従事者からワクチン接種が始まると決まったころは、診療所のスタッフからは、何をさておき、**経営者でもある高齢の院長から打ってほしい**という声が聞こえてきたものでした。

ところが、ワクチン接種が進み、ワクチンとは因果関係が不明な死亡者が続出し始めると院内の空気は一変しました。

そして、その亡くなった人の数が５００人を超えるころになり、80代、90代の高齢者に死亡者が集中しているというニュースが流れ始めると、院長もワクチン接種は急がないほうがいいのではないか、という声が多くささやかれるようになってきました。

私自身もこのニュースには、正直言って落胆してしまいました。同世代の人が**短期間のうちに次々に亡くなっていく**というのは、決して気分のいいものではありません。どうしたものかと、院長室で考え込む日が続くようになりました。

＊ワクチン接種をめぐる人生もよう

その気落ちした姿に同情したのでしょうか、院長秘書のＩさんが、「先生、私も今回はワクチンを辞退しますから、そんなに淋しそうな顔をしないでください」と慰めてくれるようになりました。彼女は私と同じ北海道生まれで献身的に私の仕事に協力してきた女性です。

私は彼女の言葉に慌てました。コロナ感染への道連れにはできません。何としても打たせたいと思い、説得しようとすると、彼女は意外なことを打ち明けました。

Ｉさんは25歳のときに上京して、役所勤めのご主人とは32歳のときに結婚をしました。その後、２人の男の子に恵まれました。しかし、横浜での夫婦共稼ぎ生活は大変だったようです。

その夫婦と二人の子どもの暮らしを、10年以上支えてくれたのは夫の母でした。Ｉさんに傾けてくれた愛情は、筆舌ではかたりつくせないほどで、今も義母の姿を見る度に思わず涙があふれてしまうそうです。おそらく義母の援助がなければ、今の生活はなかったでしょう。

その母が90歳の坂を越えた3年前から、**認知症の症状で悩む**ようになりました。同居を始めたＩさんたちが目を離すと、家を飛び出してよく転倒し、病院通いが続くようになりました。

高齢者の介護は想像以上に大変です。しかし、病院通いの付き添いから、三度の食事の世話まで、Ｉさんは仕事をパートに切り替えて母親中心の生活を続け、面倒を見ています。

「もし私がワクチンを打って倒れるようなことがあると、母は生きていけません。絶対に最期まで母の面倒を見て、あの苦しかったころの助けてくれた気持ちに報いたいのです。だから私は死ねません」

そう言って彼女は目に涙を浮かべながら、最後にこう付け加えました。

「先生を一人ぼっちにはしませんから、安心してください。私もワクチンは打ちません。これで少しは先生も心強くなったでしょう？」

この話を聞いた病棟師長は、涙声になり顔を両手で覆い肩をふるわせました。彼女も私と同じ道産子で、早くからこの横浜の地で、私の片腕として働いてくれています。おそらく師長にも、たった一人故郷に残した母親がいることを思い出させたのでしょう。

「先生、じつはお願いしようと思っていたんです。今回の**医療従事者優先枠のワクチン接種**は控えてください。それは病棟スタッフ全員の気持ちです。もし、今ここで先生が倒れると、診療所はその瞬間に終わってしまいます。大変でしょうけれども、ワクチンは諦めて、今までと同じように自粛を心がけ、頑張ってください。それが診療所のためであり、患者の命を守る先生の気持ちを貫く道だと思います。偉そうなことを言ってごめんなさい。でも先生のそばには秘書のＩさんのほかにも、もう一人ワクチンを打たない強い味方がいます」

それは誰のこと？　という私の問いに、師長はニッコリと笑って自分を指さしなが

ら、

「私です。私は**BMIがちょっと高くて太り過ぎ**なのです。このとおり」

と一回転して見せ、

「だから打ちません。先生の道連れです。安心してください」

その師長の言葉で、私はワクチンを打たない不安を吹き飛ばしました。思わず握手を求めると、師長はその手を強く握り返してくれましたが、頬には幾筋もの涙の川ができていました。

10

予防接種法はどこまで頼りになるだろうか

たしかに、医者の私が倒れると、スタッフも家族も路頭に迷うことになります。何よりも一番困ることは、入院患者の治療がたちまち途絶え、命にかかわる事態が発生する危険があります。万が一、私が倒れたときは、急場をしのぐために何らかの救済措置がなければ、残されたものは大混乱に陥ります。

そうした事故が発生したときに、頼りになるのは国の補償しかないと思います。ワクチンなどの予防接種に当たっては、「予防接種法」という法律があります。

この法律は、１９４８年に定められたものであり、予防接種によって健康被害が発生したときの国の補償について、補償制度が細かく記載されています。

その根幹をなす部分を一部紹介します。

「予防接種法第一章第一条」には、次のように目的が定められています。

「この法律は、伝染のおそれがある疾病の発生及びまん延を予防するために公衆衛生の見地から予防接種の実施その他必要な措置を講ずることにより、国民の健康の保持に寄与するとともに、**予防接種による健康被害の迅速な救済**を図ることを目的とする」

この法律に基づいて、２０２１年2月に国は、次のように健康被害時の救済を発表しました。

死亡一時金４４２０万円、葬祭料２１２０００円、また死亡を免れ障害が残った時には、年金として最高限度年額５０５６８００円、その他、入院時の費用及び自己負担分、それに、年齢別に障害児養育年金18歳未満最高限度年額１５８１６００円が支給されます。

ただし、予防接種法の適用は健康被害が接種を受けたものであると厚生労働大臣が認定したときは、今説明したこの法律に基づいた救済がなされますが、因果関係が明らかでない場合は補償されません。

＊1000人の死亡者の補償はゼロなのか？

２０２１年２月から９月３日までに、ワクチン接種後の原因不明の死亡者数は１１５５人に上ります。１日に換算すると、１日約６人の接種者が何らかの原因で亡くなっていることになります。これは驚くべき数字です。

厚労省は、専門家会議で検討した結果、これらの**死亡例はワクチン接種と直接の因果関係は全く見当たらない**と、この死亡者数が公表される度ごとに繰り返し強調してきました。現在もその姿勢は変わりません。

ただ8月19日になって、序章でも述べたように厚労省は初めて29人の健康被害を認めました。その被害の状態は詳細にはわかりませんが、欧米各国と同じように、ワクチンにはアナフィラキシーなどの健康被害があることだけは、これで明らかになりました。

さて、健康被害についてですが、何らかの原因でワクチン接種後に死亡した人への補償はどうなるのでしょうか。

予防接種法によると、ワクチンの健康被害と認められた場合に限り補償すると定められています。この法律の規定に従うと、１１５５人の人々はワクチンとの因果関係が認められないわけですから、補償対象には該当しないということになります。

この現実は、職場や家庭の大黒柱になっている人にとっては、大変不安な状態と言わざるを得ません。万が一、自分が倒れたときに、因果関係が明らかでないという理由で一切保証が受けられないということになると、**ワクチン接種には相当の覚悟を持って臨まなければならない**ということになります。

我々国民に対しては、予防接種法では、ワクチンを打つことは「努力義務」になっています。つまり強制的ではないが、ワクチンを打つことが義務付けられていると考えられるわけです。

義務を課している以上、国は接種者に対してどのような形であれ、ある程度の補償をすべきではないのでしょうか。因果関係がないということで一蹴してしまうのでは、これからワクチン接種を自発的に受けようという人の気力をそぐだけではなく不安をかきたてるだけです。

今回のコロナウイルスによるパンデミックは、今世紀どころか数百年に一度あるかないかという人類にとっては恐怖の戦いといってよいと思います。私はこれを**ウイルスとの第三次世界大戦**だと認識しています。

この困難な恐怖に満ちた時代であるからこそ、 犠牲者には大英断をもって国民を救済する勇気を持ってほしいと思います。是非、ワクチン接種後の死亡者と遺族に対して補償を行ってほしいものです。

＊世界は日本をどう見ているか

このような日本の状況を見るにつけ、最近知ったある新進気鋭の哲学者の言葉が思い出されます。それは、コロナ時代におけるわが国の見方に関するもので、日本に限らず、**世界はコロナ以前の状態には戻らないだろう**という前提のもとにこう言っているのです。

「我々は、あまりにも性急に開発を行い、人間同士の激しい争いで地球を破壊し続けてきた。コロナのパンデミックは自然のお仕置きだともいえる。哲学者の目で見ると日本はソフトな独裁国家である。秩序が良く保たれていて人々は整然とした環境で生きている。世界は、今後は倫理や道徳を価値観の中心に置くべきであり、倫理資本主義がコロナのパンデミックの産物になると考えられる。日本もこの精神を組み入れて進んでゆけば必ず明るい道が開けてくる」

これは、ドイツのボン大学の教授をつとめるマルクス・ガブリエル博士の言葉です。是非為政者には、このガブリエル博士の精神を忘れずに、コロナ対策に立ち向かっていただきたいものです。

11

心が痛む若き世代のワクチン後の死亡例

8月に入ってまた1つ、ワクチンに関する不安な事件が発生しました。

米国製のワクチンに異物が混入していることが発見され　163万回分のワクチンが回収されました。その後、異物混入はワクチン液の入ったバイアルだけではなく、その容器から液体を吸い上げたシリンジの中にも混入していることが確認されました。

しかし、大事件が起こったのはその後です。その異物が混入したバイアルのワクチンを接種した、38歳と30歳の男性二人が接種後に死亡したのです。二人の青年には基礎疾患はなくアレルギー疾患もありませんでした。二人は2回目の接種を終えた後に亡くなっています。9月6日、さらに49歳男性の死亡も報告されました。

その後の調査で、**混入物質はステンレスとゴムである**ことが突き止められました。

いずれも製造途中に混入したと考えられています。

ただ、9月に入ってメディアが報道したところによると、製造元の見解では30代の

2人の死亡者は「偶発的に」死亡したものであって、異物によって汚染されたワクチンとの因果関係は、今後の調査を待たなければならない、という報道がなされました。

しかし、昨日まで元気に働いていた30代の青年が、偶発的に死ぬことは考えられません。国民のワクチンに対する不安を払拭するためにも、大至急真実を調査の上、公表すべきです。

＊危険な若い世代の在宅療養

二人の青年は、**ワクチン接種後数日で高熱を発した**以外、これといった症状も見当たらず自宅で亡くなっています。

この状況を考察すると、病院にもかからずに天国に召されたことは、痛ましい限りであると同時に、今後のコロナ情勢に一石を投じる出来事ではないかと思います。

ワクチン接種から少し話はそれますが、コロナに感染し治療が受けられず自宅で待機している人が、全国で11・8万人に達し、東京では2・5万人を超えています（どちらも8月25日時点）。

とにかく**自宅療養は危険**です。何としても発病と同時に医療機関に緊急搬送するのが鉄則です。コロナ感染の症状は進行が速く時間を争うようにして悪化します。とくに、肺炎を起こすと、病巣は肺全体に広がり、たちまち体が酸欠状態に陥ります。

８月に入ってから、国は酸素吸入や抗体カクテル療法の必要を認め、手を打ち始めました。しかし、２万人以上の感染者が毎日出てくるようでは、患者を収容する施設が間に合いません。早急にその施設の手配が必要です。

＊日本によく似合う病院船で急場をしのぐ

アメリカでは、海軍の力を借りて９万床のベッドを船舶に求めました。わが国は海に囲まれた海洋王国です。アメリカ以上に、病院船の活躍する場があると思います。

３０００人以上乗船のできる船舶をチャーターして病院船に改造します。船室は感染予防の個室になり、酸素のパイピングを行えば、立派なＩＣＵに早変わりします。

治療スタッフは、退役している医師や看護師を中心に集め、さらに自衛隊の医務官に声をかけることも考えられます。

病院船であれば、東京湾の芝浦や横浜に浮かべれば首都圏の初期のコロナ感染者は次々と収容できるはずです。そして首都圏の感染が落ち着けば、**船を移動して日本全国の港に停泊させ、患者を収容する**こともできます。

この計画は1つのアイデアにすぎないかもしれません。ただコロナ対策は机上の議論ではなく、目的に向かって走りながら考えることが必要ではないかと思います。

12

コロナ戦争に敗れたある大学教授の戦い

ある私立大学の若手の麻酔科の教授が、基礎疾患と持病があり、ワクチン接種を躊躇して悩んでいました。その彼に、もう1つの不幸が襲い掛かりました。それは、大学経営をめぐって経営陣と対立関係になったことでした。

このコロナ感染で重症患者が増え続ける中で、大学は急遽《きゅうきょ》エクモを設置し、コロナ感染の重傷者を収容しようと、事業の拡大を計画したようです。

それに対して、若手の代表格である麻酔科の教授の彼は難色を示しました。コロナ専用の病室を増やすことは、**一般の重症患者や手術の必要な患者を収容するスペースが、減少する**ことにつながります。

そうなると、大学の使命である高次の医療と、教育研究にも大きな影響が出ます。そこで、エクモは大学の関連病院に任せて、本院は従来の大学の使命を果たすために、引き続き努力すべきではないかと訴えたのです。

その結果、彼は大学の経営陣と真っ向から対立する結果になったようです。

その話を聞いたとき、私の若いころによく似ていると思いました。私も血気盛んなころは、学長や理事長とよく衝突したものでした。経済よりも基礎研究を好む私は金食い虫ですから、どうしても経営者には嫌われます。

おそらく、今まで大学に残っていたら、私も彼と同じようにクビになったに違いないと思い、彼の立場に同情しました。

彼は考え抜いた末に、ここには私の居場所がないと考えたのでしょう。大学を去る日がついにやってきました。そして、意気消沈して家庭に戻っていった彼を待っていたのは、コロナでした。

彼は息子が持ってきたコロナに感染して、発病してしまいました。そして、今は退職した大学病院のＩＣＵで、酸素吸入を受けながら静かに回復を待っています。

＊私はコロナ時代をこう生きたい

私は人生を真っ二つに割って、今まで突っ走ってきたような気がします。30代から60代まで無我夢中に疾走し続けました。

病院経営、大学経営の参画、執筆活動、それに全国を駆け回った講演活動など二足どころか四足の草鞋《わらじ》を履いてきました。

そして、気がついたら還暦を迎えていました。

どうして平均寿命から数えたほうが早い残り少ない人生を迎えて、コロナという最強の天敵と出会うことになったのか、**自然の恐ろしさをこの年になってまざまざと見せつけられる思い**です。

できれば診療所とスタッフと、年老いた伴侶を守り通すためにワクチンを打ったほうがよいのかもしれません。

しかし、確たるデータが欲しい。でも私を納得させる研究データが入手できるのは、あと5、6年先でしょうか。

それまでは、**自分でコロナに負けない体力をつける**しかありません。この本の最後に、私流の自然免疫のつけ方についての基礎知識を書いて筆をおくことにいたします。

13

自己防衛のために自然免疫をつけよう

コロナワクチンを接種すると、これで免疫力は大丈夫、コロナ感染は起こらないと思い込む人もいるようですが、それは間違いです。

一時、ワクチン接種後、銀座や渋谷にくり出す高齢者の姿が目立つというニュースが流れましたが、じつは新型コロナウイルスは油断できません。

ワクチンを打っても、打つ前と同じように、不織布マスクを着用し、換気と手の消毒を怠らず、人との接触もできるだけ控えなければならないのです。

また、栄養や運動、睡眠などに十分気を使い、自己免疫が低下しないように努力することが大切です。

我々の体には、生まれながらにして細菌やウイルス、あるいは異物などを排除する免疫力が備わっています。これを自然免疫と呼んでいます。

この免疫力の主役は、血液の中に存在する免疫細胞たちです。中でも、貪食《どんしょく》細胞の1つである**マクロファージや白血球の中の好中球、好酸球、好塩基球、それに樹状細胞、NK細胞（ナチュラルキラー細胞）**などがその役目を担います。

体内に細菌などが侵入してくると、今挙げたマクロファージと白血球の好中球が、その侵入者を取り込み、食べて殺生してしまいます。貪食細胞と言われるのは、この働きのためです。

その他の細胞は、その貪食細胞の働きを助けたり、異物侵入の情報を他の免疫細胞に伝達したりする働きをします。

さらに、自然免疫には、免疫記憶をする働きがあります。最近の研究では、自然免疫でも、抗体が作られて同じ異物が侵入してくるとそれを記憶していて排除することがわかってきたのです。

＊獲得免疫の主役は、免疫グロブリン（別名ガンマーグロブリン）

一方、今述べた自然免疫のほかに、体には、侵入してくる病原体を排除するために、獲得免疫という免疫力が備わっています。

細菌やウイルスの中には、自然免疫だけでは太刀打ちのできない凶悪な病原体が存在します。

そのための獲得免疫ですが、これらの病原体に対して主として働くのは、血液の中にある**免疫グロブリン（Ig）**や**免疫細胞**です。

免疫細胞の中で主として働くのは、リンパ球の中にあるT細胞ですが、この他に後天的な獲得免疫に力を発揮しているのは、B細胞、形質細胞、ヘルパーT細胞、キラーT細胞、制御性T細胞、メモリーB細胞などです。

また、獲得免疫の主役である免疫グロブリンはタンパク質の一種で、血液中に5種類存在し、侵入してくる病原体に特異的に働きます。

つまり、細菌Aにはこのグロブリンが、ウイルスCにはこのグロブリンがというふうに、あらかじめ役割を持っているのです。そして、外部から侵入してきた病原体（一般的に抗原と呼ぶ）に対して抗体を作ります。

万が一、同じ抗原が侵入してくることがあれば、免疫グロブリンは直ちに立ち向かい、**抗原抗体反応によって天敵を撃破**します。

＊免疫を強くするには足腰を鍛える

病原体からの感染を防ぎ、体を守るためには、自然免疫と獲得免疫が十分に働くように、体の機能を維持しなければなりません。

とくに病原体と向き合って闘う免疫グロブリンは、タンパク質の一種であって肝臓で作られることを忘れてはなりません。

そのグロブリンの原料のタンパク質は、体の6割を占めている足と腰の筋肉に含まれています。したがって、免疫を強くするためには、まず足腰を鍛え、筋肉が十分なタンパク質を蓄積できるようにしなければなりません。

そのためには、散歩、ジョギングなどの年齢相応の運動を続けること、そして食生活においては、**野菜類と、肉や魚などの動物性タンパク質をバランスよく摂取する食事**を心がけることが必要です。

そして基礎体力をつけ、免疫力を維持することが、ワクチンの効果を高めることにもなるのです。

〈著者プロフィール〉
志賀 貢（しが・みつぐ）

北海道生まれ。医学博士、作家。昭和大学医学部大学院博士課程修了。長らく同大学評議員、理事、監事などを歴任し、大学経営、教育に精通している。内科医として約55年にわたり診療を続け、僻地の病院経営に15年、また介護施設の運営にも携わり、医療制度に関しても造詣が深い。その傍ら執筆活動を行い、数百冊の作品を上梓している。近著には、『臨終医のないしょ話』『孤独は男の勲章だ』『臨終の七不思議』『医者はジェネリックを飲まない』（いずれも幻冬舎）等がある。また、作詞家としても活躍し、美空ひばり『美幌峠』『恋港』などを手がける。現在、北海道の屈斜路湖を望む美幌峠には歌碑が建つ。白衣を身にまとって半世紀以上、医療と文筆の二足の草鞋で、今なお現役の内科医として日夜診療の現場に立っている。

コロナワクチン 3回目打ちますか?
医者の私が接種しない理由《わけ》

2021年9月30日　第1刷発行

著　者　志賀 貢
発行人　見城 徹
編集人　福島広司
編集者　片野貴司 鈴木恵美

GENTOSHA

発行所　株式会社 幻冬舎
〒151-0051　東京都渋谷区千駄ヶ谷4-9-7

電話　03(5411)6211(編集)
03(5411)6222(営業)
振替　00120-8-767643
印刷・製本所　中央精版印刷株式会社

検印廃止

ISBN978-4-344-03873-8　C0095
幻冬舎ホームページアドレス　https://www.gentosha.co.jp/

この本に関するご意見・ご感想をメールでお寄せいただく場合は、
comment@gentosha.co.jpまで。